D1678152

# TATÜTATA – DIE PROSTATA

## RETTEN SIE IHREM MANN DAS LEBEN

**GREY LOVE VERLAG**

Copyright © 2013 by Grey Love Verlag e.K., 51109 Köln

Alle Rechte vorbehalten

Druck: Reprodruck Schwarz GmbH, Eching

ISBN 978-3-00-042298-0

www.greylove.de

*"PSA, der Geheimcode für Männer"*

Der wohl wichtigste Geheimcode für Männer ab 45 heißt PSA. Aber kaum ein Mann kennt ihn, kennt er ihn, ignoriert er ihn, und nur wenige sind begierig, ihn zu entschlüsseln. Dabei kann seine rechtzeitige Dekodierung über Glück und Unglück, über Leben und Tod entscheiden.

**Vorwort**

Liebe Leserinnen und Leser,

sollten Sie angesichts des nicht alltäglichen Titels "Tatütata - die Prostata" vermuten, dass es sich hierbei nicht um ein staubtrockenes medizinisches Fachbuch handelt, dann liegen Sie richtig. Aus dieser zutreffenden Diagnose sollten Sie allerdings nicht den voreiligen Schluss ziehen, dass es sich deshalb bei diesem Buch um eine Art Sammlung von Anekdoten, Witzen oder Kalauern rund um das Thema Prostata(erkrankungen) handeln muss. Das wäre wirklich ein echter Kurz-Schluss und würde den Verfassern nicht gerecht. Vielmehr signalisiert der Titel die Absicht der Autoren, sich einem durchaus ernsten und wichtigem Thema (nicht nur für uns Männer!) leicht verständlich, fröhlich und auch etwas augenzwinkernd zu nähern, ohne dabei oberflächlich oder gar albern zu werden. Außerhalb des

Rheinlandes mag ein solcher Versuch als kühn, wenn nicht gar als übermütig und daher quasi schon von Anfang an als zum Scheitern verurteilt gelten. Aber im rheinischen Mikrokosmos weiß man seit Generationen: Humor und Fleiß schließen sich ebenso wenig aus, wie Fröhlichkeit und Gewissenhaftigkeit! Und in punkto Gesundheit/ Krankheit gilt ohnehin: Den Patienten geht es garantiert nicht besser, wenn sie Trübsal blasen.

Zugegeben: Eine Prostataerkrankung oder gar eine Tumorerkrankung der Prostata ist – medizinisch laienhaft formuliert – eine ernste Sache und man(n) sollte sie nicht auf die leichte Schulter nehmen, aber man kann sich auch über die in diesem Zusammenhang wichtigen Themen, wie Vorsorge, Diagnosemethoden, Therapiemöglichkeiten und Nachsorge informieren, ohne dabei von Minute zu Minute betrübter zu werden. Und das schafft dieses Werk glänzend.

Obwohl das Thema "Prostata" eigentlich ein klassisches Männer-Thema ist, richtet sich dieses Buch bewusst an Frauen, denn wir Jungs gelten ja – im Gegensatz zu unseren besseren Hälften – nicht gerade als, naja, sagen wir mal Vorsorgeweltmeister. Sicherlich gibt es auch unter uns besonders gewissenhafte Exemplare, die diesem Thema quasi schon kurz nach Ende der Pubertät eine besondere Aufmerksamkeit geschenkt haben, aber das soll nicht für jeden gelten. Und auch ich muss gestehen, dass bei mir die Vorsorge – rustikal formuliert – lange am unteren Ende meiner ganz persönlichen to-do-Liste stand, bis es zu spät war. Tja, so kann es einem gehen, wenn ein Buch zu spät auf den Markt kommt…

Die Bedeutung der (regelmäßigen) Vorsorgeuntersuchungen kennt man selbstverständlich und man(n) will sich auch demnächst ganz bestimmt um einen Termin beim Facharzt kümmern – aber im Moment ist es leider, leider terminlich gaaanz schlecht und außerdem ist doch südlich des Äquators alles im grünen Bereich. Glaubt man(n), zumindest bis zu dem Zeitpunkt, an dem man(n) erfährt, dass der objektive Befund des Arztes nicht so ganz mit der subjektiven Einschätzung des neuen Patienten übereinstimmt.

Frau Glehn hat ihrem Mann mit ihrer Unerbittlichkeit das Leben gerettet. Sie ist also ein echtes Vorbild und ich hoffe – auch für Sie!

Mit besten Grüßen
Ihr


Wolfgang Bosbach MdB, Bergisch Gladbach

PS: Und immer schön gesund bleiben!

## Geleitwort

„Tatütata – die Prostata" – ein in vielerlei Hinsicht bemerkenswertes und unbedingt lesenswertes Werk eines Ehepaares über das Leben mit und nach einem Prostatakarzinom. Zunächst fällt die überaus positive Grundstimmung auf, mit der das Buch geschrieben wurde. Trotz der Schwere der Erkrankung und den daraus resultierenden körperlichen und seelischen Belastungen findet sich in jedem Satz eine unbändige Lebenslust und –freude. Natürlich kommt einem dies nicht automatisch zugeflogen, sondern man muss dafür arbeiten. Wie, das wird hier eindrucksvoll geschildert. Da ich das Privileg habe Herrn Glehn persönlich zu kennen, kann ich die Authentizität der Schilderungen nur nachdrücklich bestätigen.

Als Arzt sitzt man in der Regel auf der „anderen Seite" des Schreibtisches und muss sehr häufig Männer oder Ehepaare mit der Diagnose „Prostatakarzinom" konfrontieren. Verständlicherweise führt dies meist dazu, dass der Patient vergleichbar einer Schockstarre zunächst verstummt, sich zurückzieht und mit vielen Ängsten zu kämpfen hat. Die Informationen meinerseits über sehr gute Behandlungsoptionen und eine vergleichsweise günstige Prognose des Tumors können die entstandenen Ängste nur begrenzt eindämmen. Weiter erzählen mir viele Männer dann in einem zweiten Gespräch über die Fülle an widersprüchlichen Informationen, die nach Offenbarung der Diagnose eines Prostatakarzinoms auf sie einstürmen.

Wie viel wertvoller und hilfreich ist für diese Männer ein authentischer Erfahrungsbericht wie dieser, um Kraft und Zuversicht für den weiteren Behandlungsverlauf zu finden.

Wer sollte das Buch noch lesen? Eigentlich jeder, der eine Prostata hat oder mit jemandem liiert ist, der über ein solches Organ verfügt. Da derzeit nur etwa 7% (!) aller

Männer eine Vorsorgeuntersuchung in Anspruch nehmen, könnte das vorliegende Werk entscheidend dazu beitragen, diese Rate zu erhöhen. Die in den Medien kontrovers geführte Diskussion über den PSA-Wert wird auch hier sehr intensiv aufgegriffen. Unzweifelhaft zeigt sich, dass bei entsprechender Interpretation des PSA-Wertes Prostatakarzinome in einem frühen Stadium entdeckt werden können. Auch wenn möglicherweise nicht jedes Prostatakarzinom behandelt werden muss, hilft der Nachweis einer solchen Erkrankung in einem frühen Stadium zumindest potentiellen Komplikationen vorzubeugen. Das viele Männer dadurch von ihrer Erkrankung geheilt werden können, ist vielfach bestätigt.

Die tägliche Erfahrung zeigt, dass häufig die Frauen den Anstoß zur Vorsorgeuntersuchung des Mannes geben. Damit sei nochmals der Stellenwert der Frauen für das Überleben der Männer betont und die Notwendigkeit, sie in diesem Zusammenhang als Adressaten aufzuführen.

Abschließend hoffe ich, dass dieser Erfahrungsbericht viele aktuell und potentiell Betroffene erreichen wird. Es mag nicht übertrieben klingen dass ich denke, dieses Buch könnte Leben retten. Herrn Glehn und mir wünsche ich noch viel Zeit, um unter anderem über die Auswirkungen und Erfolge dieses Buchs diskutieren zu können.

PD Dr. Joachim Leißner
Chefarzt der urologischen Klinik Köln-Holweide, Köln

## INHALTSVERZEICHNIS

GREY LOVE UND ICH ............................................................. 1

WARUM SOLLTE ES MICH SCHON TREFFEN? ................ 7

AB AUF DEN „FOLTERSTUHL"! .......................................... 13

WER BEKOMMT EIGENTLICH PROSTATAKREBS? ....... 19

PSA – DER LEBENSRETTER ............................................. 29

FÜNFZEHN JAHRE RUHE – DOCH DANN ...................... 37

ABWARTEN UND ZUGUCKEN? ......................................... 43

DIE WAHRHEIT ..................................................................... 49

WIE KANN PROSTATAKREBS THERAPIERT WERDEN? ............................................................................. 57

VOM GANZEN MANN ZUM MÄNNEKEN PISS ................ 69

DIE MÖGLICHEN NEBENWIRKUNGEN EINER OPERATION ................................................................ 81

MIT HERUNTERGELASSENEN HOSEN IM DEZEMBERWIND ............................................................ 87

WOZU EIGENTLICH REHA? ............................................... 91

VOLLES PROGRAMM ....................................................... 97

AUCH MÄNNER HABEN EINEN BECKENBODEN ......... 107

DIE VERZWEIFLUNG IM SPEISESAAL ......................... 115

SO KANN MAN KREBS UND ANDERE SCHWERE KRISEN MEISTERN ........................................................ 121

DER KOPF ENTSCHEIDET UND NICHT DAS BESTE STÜCK ............................................................................... 135

POTENZMITTEL – WAS HILFT UND WAS NICHT? ........ 143

WAR MEIN LEBENSSTIL SCHULD? ............................... 153

RETTETE ICH MEINEM MANN DAS LEBEN? ................ 157

DER WIMPERNSCHLAG, DER TROCKEN MACHT ........ 171

UND DANACH? ............................................................. 181

GREY LOVE GEHT IN DIE LUFT ..................................... 185

EPILOG ......................................................................... 189

ZWEI „VERRÜCKTE" LEBENSLÄUFE UND EINE
LEIDENSCHAFT ............................................................ 191

ANHANG ...................................................................... 195

**Grey Love und ich**

Es ist eigentlich ein göttlicher Gnadenakt, dass ich jetzt hier sitzen darf. Ich fühle tiefe Demut. Hier, in der Karibik, auf Turks & Caicos Islands. Der Stress von Alltag und Vergangenheit liegt etwa achttausend Kilometer entfernt in östlicher Richtung. Und psychisch habe ich ihn wahrscheinlich noch weiter hinter mir gelassen. Wenn da nicht eine zweiundzwanzig Zentimeter lange und drei Zentimeter breite Narbe vom Schambein bis zum Nabel zu sehen wäre, könnte ich glauben, die letzten acht Monate wären ein Film gewesen, mit mir als Hauptdarsteller, einem Regisseur, seinen Assistenten, Maskenbildnern und Toningenieuren, die mich durch ein unwirkliches Drehbuch geführt hätten.
Aber so war es nicht – diese Zeit war harte Realität.

Ich liege gemütlich und total relaxed an „unserem" kleinen weißen Strand auf der Karibikinsel Turks & Caicos. Mit meiner Frau an meiner Seite genieße ich die wärmende Sonne. Das kräuselnde Wasser der einsetzenden Flut füllt den Creek langsam mit türkisfarbenem Wasser. Um uns herum flirren neonfarbene Kolibris – wie Mini-Hubschrauber stehen sie über dem knallroten Hibiskus, stürzen sich auf die Blüte und saugen mit ihren zwei bis drei Zentimeter langen, dünnen Schnäbelchen den köstlichen Nektar. „Sieh mal, dahinten kommt ein Seeadler angeflogen", ruft meine Frau. Er hat einen silberglänzenden Fisch ergattert, der zwischen seinen Krallen noch wild und vergeblich um sein Leben zappelt.

Vor ein paar Jahren hat meine Frau diesen idyllischen Platz im Internet entdeckt. Ein kleines verwunschenes Beachhaus mit einem wilden Tropengarten, an dem ein normaler Gärtner verzweifelt wäre. Wir liebten diese durch- und ineinander verwachsene Natur mit ihren bunten Bougainvilleas, den roten und pinkfarbenen Hibiskussträuchern, den hohen und kleinstämmigen, zum Teil abgestorbenen Kakteen, die von grünen Lianen umschlungen wurden, den weiß leuchtenden Trichterwinden, die ganze Büsche überzogen, und den betörenden Duft gelber, mimosenähnlicher Sträucher, die nicht nur schillernde Kolibris, sondern auch andere bunte Vögel anlockten. Morgens schon hingen die knatschgrünen Lizards an den gelben Doldenblüten einer Kakteenart und klauten den anderen den Tau weg.

Vor uns im Creek steht ein großer, majestätischer Reiher. Er hat Zeit. Unendlich viel Zeit. Mit seinem grauen Farbton fällt er im Wasser auf den ersten Blick gar nicht auf, vielleicht gehört das zu seiner Art, sich zu tarnen. Meine Frau hat ihm jedenfalls einen Namen gegeben, der zu ihm passt: Grey Love – graue Liebe. Für seine Opfer ist er jedoch keine graue Liebe, sondern blankes Grauen.

Er stakst elegant und sehr vorsichtig über die kleinen Sandhügel, die das Wasser noch nicht bedeckt hat und verharrt. Urplötzlich, nach all der stillen und regungslosen Warterei, schnellt der Schnabel des stolzen Vogels nach unten. Ein perfekter Bewegungsablauf, trainiert in den Jahrtausenden der Evolution. Fehlerquote gegen null. Der Reiher muss nur kurz nachfassen und der Fisch baumelt chancenlos in seinem Schnabel. Dann ein paar „Hapser", und die Mittagsmahlzeit ist gegessen.

Das ist die eigentliche Dialektik des Lebens: Was für das eine Wesen der Tod, ist für das andere Leben pur. Sicherlich, eine triviale Wahrheit. Doch ich habe begriffen, dass die echten Wahrheiten fast immer trivial sind. Wie etwa, dass die einen Menschen mit aller Kraft leben und auch Freude an diesem Leben haben wollen, während die anderen einfach nicht zu dieser Kraft und dieser Freude finden können – und deshalb dahinsiechen oder sogar sterben.

Erzählt man den Leuten davon, dann erntet man in der Regel zustimmendes Kopfnicken: „Ja, ja. Das ist eben so. Wer leben will, der muss eben auch leben *wollen.*" Darin sind sich alle einig. Theoretisch. Doch wenn es darauf ankommt, dann gehen die Ansichten der Menschen gerade in diesem Punkt oft meilenweit auseinander. Wenn es überhaupt eine Lehre gibt, die sich aus meiner Krankheitsgeschichte in Worte fassen lässt, ist es wohl die: Leben wollen fast alle, doch wie das funktioniert, wenn tatsächlich mal eine echte Krise da ist, das wissen nur die wenigsten.

Meine Frau Dodo kommt zu mir und krault mich am Nacken. Sie sagt nichts. Wahrscheinlich ahnt sie, dass ich gerade ein Resümee ziehe. Und zu begreifen versuche, dass ich tatsächlich noch lebe. Mit sechsundsechzig Jahren noch

lange kein Fall für den „Undertaker", wie hierzulande der Leichenbestatter heißt. Sondern noch am Leben. Kaum zu fassen. Vor einigen Monaten war das noch gar nicht so sicher.
Deshalb möchte ich meine Geschichte erzählen.

## Warum sollte es mich schon treffen?

Mit Anfang vierzig war ich in bester Aufbruchsstimmung. Kein Gedanke daran, dass ich krank werden oder überhaupt verletzlich sein könnte. Ich hatte zwar einige Jahre zuvor einen lukrativen Job bei einem mittelständischen Pharmaunternehmen verloren, doch das hatte mich nicht sonderlich erschüttert. Hatte ich doch gewusst, dass es in meiner Branche ähnlich lief wie im Bundesliga-Fußball: Der Erfolg hat viele Teilhaber, doch der Misserfolg meistens nur einen, den Trainer. Und bei uns im Unternehmen war ich so etwas wie der Trainer gewesen. Ich hatte mit voller Wucht ein Diätmittel auf den Weg gebracht, in der Überzeugung, dass es einschlagen würde, weswegen ich auch alle zur Verfügung stehenden – sündhaft teuren – Marketinghebel in Bewegung gesetzt hatte. Leider vergeblich, das Medikament ist heute nicht einmal mehr eine Fußnote in der Geschichte der Pharmazie. Investitionen futsch, Rückendeckung bei der

Firmenleitung futsch, da war es nur noch eine Frage der Zeit gewesen, bis auch mein Job futsch war. Doch ich hatte mich mit der Abfindung sofort daran gemacht, mich als PR- und Marketingexperte für naturheilkundliche Pharmaprodukte auf die Füße zu stellen. Und so wie es jetzt aussah, war es die richtige Entscheidung gewesen. Ich war gut im Geschäft. Kein Grund zur Resignation. Und auch kein Grund, vor irgendetwas Angst zu haben. Krankheiten waren etwas für andere, aber nicht für mich. Ich rauchte nicht, mein Alkoholkonsum war auf Genuss und nicht auf Betäubung ausgerichtet, ich ernährte mich gesund und bin zweimal pro Woche geschwommen.

Wovor sollte ich also Angst haben?

So verging ein Jahrzehnt. Ich wurde fünfzig und traf bald nach meinem Geburtstag meinen amerikanischen Freund Peter aus Pittsburgh. Er erzählte mir, dass er an Prostatakrebs erkrankt sei, und gab mir einen dringenden Rat: „In deinem Alter solltest du unbedingt regelmäßig die

Prostata kontrollieren lassen." Ich war nicht sonderlich interessiert – oder sagen wir ruhig – ich war total desinteressiert, mir das anzuhören. Doch Peter sattelte noch einen drauf. Er erzählte von jemandem, bei dem der Prostatakrebs zu spät diagnostiziert worden war. Die Ärzte hätten ihn zwar noch behandelt, doch ohne wirkliche Perspektive. Knapp ein Jahr später sei er tot gewesen. Peter wusste außerdem, dass jährlich elftausend Männer an diesem Krebs sterben. Ich fragte Peter, ob er denn den Mann selbst getroffen hätte. Daraufhin kam die typische Antwort: „Nein, aber der, der mir davon erzählt hat, ist absolut glaubwürdig."

Aha. Eine Story nach dem bekannten Muster: „Ich kenne da einen, der kennt einen, der hat erzählt ..." In diesem Moment stand für mich erst recht fest, diese Geschichte nicht in meinem Gehirn zu parken.

Doch ich hatte meine Rechnung ohne Dodo gemacht. Meine Frau gehört sicherlich nicht zu den übervorsichtigen

Bedenkenträgern in diesem Lande, die im Augenwinkel stets Gefahren herannahen sehen. Doch diese Geschichte mit der Prostata ließ sie nicht mehr los. Sie sagte mir, dass Peter möglicherweise ein wenig übertrieben habe, doch die von ihm angegebene Zahl durchaus korrekt sei.

„Der Prostatakrebs beim Mann ist so etwas wie der Brustkrebs bei der Frau", erklärte sie mir. Zwei hormonelle Angelegenheiten, die in engem Zusammenhang mit den Geschlechtshormonen stehen, und daher für *jeden* Menschen eine konkrete Gefahr darstellen, die auch nicht durch einen gesunden Lebensstil und eine positive Lebenseinstellung auszuschalten sei. Deswegen müsse der Mann ab fünfundvierzig zur Vorsorge.

So richtig überzeugt war ich freilich noch nicht. Für mich stand fest: „Ein gesunder Mensch gehört ins Leben und nicht zum Arzt."

Doch Dodo ließ nicht locker, und wenn sie etwas will, kann sie ziemlich hartnäckig sein. „Du musst doch ohnehin zum

Arzt wegen deiner Hämorrhoiden. Da kannst du doch gleich den Prostata-Check in einem Aufwasch mitmachen."

Das war clever! Denn Dodo wusste, dass ich ein großer Anhänger der „In-einem-Aufwasch-Strategie" bin. Bloß keine Energien verschwenden und möglichst viele Synergien nutzen, das ist eine meiner Lieblingsdevisen. Und dass wegen meiner Hämorrhoiden etwas unternommen werden musste, war klar. Warum also nicht gleich den Prostata-Check machen? Das klang logisch. Doch innerlich überzeugt war ich noch immer nicht. War denn der Prostatakrebs wirklich etwas, was jeden Mann treffen konnte? Sind Tumorerkrankungen nicht generell das Privileg von Dauergestressten, Frustrierten, Rauchern, Alkoholikern und notorischen Fleischessern, mit denen ich wenig bis gar nichts gemeinsam hatte?

Da ich ohnehin einmal jährlich wegen meiner Hämorrhoiden

(Erbstück meiner Eltern) zu meinem Urologen (Proktologe) Doktor Pissaro ging, konnte ich auch noch ein bisschen Blut abzapfen lassen für einen PSA-Test.

Ich wusste genau, wenn ich diesen Test nicht machen lasse, hätte ich mit meiner Frau einen „Jeck am Hals", wie man in Köln sagt.

## Ab auf den „Folterstuhl"!

Ich ging also zum Urologen. Der berühmte Professor Julius Hackethal sagte einmal, dass man um die Praxis eines solchen Arztes einen weiten Bogen machen solle, wenn einem das Leben lieb sei. Doch jetzt war ich hier, und das Ambiente wirkte keineswegs wie eine Todeszelle, man hatte auch nicht den Eindruck, dass man sich hier hauptsächlich mit Ausscheidungsorganen beschäftigte. Es war wie immer rappelvoll, und ich bewunderte, mit welcher Gelassenheit, Höflichkeit und welchem Witz die vier Damen die delikaten Aufgaben und den Patientenandrang bewältigten und kanalisierten. Die einen kamen zur Infusion, andere zur proktologischen Untersuchung, wieder andere zur Darmspiegelung. Es war ein geordnetes Chaos, in dem ab und zu mein wachsbleicher Doktor Pissaro vornübergebeugt vorbeihuschte. Hinter seiner randlosen, runden Brille, die auf seiner kleinen Habichtsnase hockte, blitzten zwei wache, lustige Augen. Seine sympathische Art wirkte sich entspannend auf meine Gemütslage aus. Das Gewusel machte ihm offensichtlich nichts aus. Er verließ sich ganz auf seine Helferinnen, besonders auf Schwester Erika, deren Statur mit zu vielen Pfunden gesegnet war. Sie stand hinter dem Tresen und dirigierte den Zirkus mit hochrotem Kopf wie ein Zerberus. Als ich Doktor Pissaro mit seinem bleichen Gesicht das erste Mal sah, dachte ich nur: kein Wunder – bei so vielen „Arschlöschern" täglich.

„Ach, da sind Sie ja wieder, Herr Glehn. Pünktlich im Juni." Er schob mich ins Behandlungszimmer – same procedure than last year! Er fragte mich nach meinem Befinden, nach typischen Prostatabeschwerden wie Schwierigkeiten beim Harnlassen oder nachlassenden Ejakulatsmengen beim Orgasmus. Auf alle Fragen konnte ich mit einem beruhigenden Nein antworten. Ich verschwand in der mit einem grauen Vorhang abgetrennten Ecke, in der ein Drehhocker stand, und hängte meine Sachen an den alten

Eisenhaken in der Wand.

Ich entledigte mich meiner Hosen und setzte mich wie üblich auf den kalten Untersuchungsstuhl, der an ein Foltergerät aus den Zeiten der Inquisition erinnerte, und dem gynäkologischen Stuhl sehr verwandt ist. Jetzt ging es ans „Eingemachte". Mit dem Po ganz an den Rand, beide Beine gegrätscht auf zwei hochstehende Böcke, der Stuhl wird hochgefahren, bis der auf einem Höckerchen sitzende Doc den klaren Einblick hat. „Kommen Sie mit dem Allerwertesten noch ein Stück vor", kommandierte er. Ich rückte brav nach vorne. Er gab mir wie immer ein graues Papiertuch, mit dem ich die „edlen Teile" hochhob, damit der Eingang frei war für die Untersuchung. Zunächst führte er unter Benutzung eines Fingerlings und Gels seinen Zeigefinger in meinen After. Die Prostata liegt, vom Rücken aus gesehen, direkt oberhalb des Darmanschnitts, sodass man sie von dort aus gut ertasten kann. Sicherlich keine angenehme Sache, aber Frauen müssen Ähnliches beim

Gynäkologen jährlich erdulden, beginnend mit ihrer Pubertät, und sie tun es meistens ohne Murren.

Also versuchte ich, mich zu entspannen. Er machte es mir leicht und unterhielt sich mit mir über völlig andere Dinge, während er die Beschaffenheit der Prostata erkundete, über Fußball, das Weltgeschehen und natürlich auch über die arztfeindliche Gesundheitspolitik, wegen deren Reformen er „noch drei Berufsjahre dranhängen" müsse, bis er endlich in Rente gehen könne.

Nach dem manuellen Abtasten führte er einen Ultraschallstab ein und ging erneut auf die Jagd nach Hämorrhoiden, die er dann schmerzfrei wegspritzte (verödete). Die dickeren bekamen ein Gummimäntelchen verpasst, das mich später samt Hämorrhoide auf dem normalen Weg verlassen würde. Mein Patientenprofil erschien auf dem Bildschirm. Es war alles okay, „Prostata wie ein Vierjähriger".

Der Arzt nahm Blut für den PSA-Test ab, denn dieser Test findet, was der Finger sucht. Wir verabschiedeten uns mit einem freundschaftlichen Händedruck. Am nächsten Tag fuhr er in Urlaub und das hätte mein Verhängnis werden können.

*Achtung – unbedingt würde ich einen vertrauenswürdigen Arzt aufsuchen, der einen guten Ruf hat und nicht dem – leider – schlechten Image des Urologen entspricht.*

Rabiate Untersuchungsmethoden oder ein unsensibler Doktorfinger können möglicherweise Hunderttausende Krebszellen durch die feinen Blutgefäße in den übrigen Organismus streuen. Wie es schien, hatte ich mit meinem Arzt einen guten Griff getan – bis dato!

Als ich nach Hause kam, empfing mich Doris mit meinem Lieblingsessen Spaghetti aglio olio Pepperoncino. Ein sicheres Zeichen dafür, dass ich mit dem Urologenbesuch auch einen großen Schritt in Richtung Eheharmonie unternommen hatte. Ich war also auf dem richtigen Weg – was allerdings der Sinn eines PSA-Tests sein sollte, wusste ich immer noch nicht so genau.

**Wer bekommt eigentlich Prostatakrebs?**

Prostatakrebs zählt inzwischen zu den häufigsten Krebserkrankungen des Mannes und hat die Lungentumore von Platz eins der Krebsstatistik verdrängt. 2011 wurde in Deutschland über 64.000 Mal die Diagnose Prostatakrebs gestellt – 2004 waren es „nur" 35.000.

Wissenschaftler des Europäischen Krebsforschungsinstituts in Mailand haben errechnet, dass diese ohnehin schon hohe Quote noch weiter zunehmen wird. Mehr als ein Viertel der Betroffenen stirbt an dieser „Tabukrankheit". In Deutschland sterben jährlich 12.000 Männer daran. Noch immer verhindern Schamgefühle und Ängste, dass die Erkrankung rechtzeitig erkannt wird. Doch nur ein früh erkannter Prostatakrebs ist heilbar.
Die Prostata umschließt den oberen Teil der Harnröhre und hat die Größe einer Walnuss. Sie produziert eine Flüssigkeit,

die den Samenfäden als Transport- und Aktivierungsmittel dient. In der Prostata entstehen im Alter oft gutartige Wucherungen, die zur Verengung der Harnröhre führen und deshalb Beschwerden beim Wasserlassen verursachen können. Es können aber auch bösartige, maligne Zellen entstehen, und sofern sie sich zu einem Geschwür gruppieren, kommt es zum Tumor. Die genauen Ursachen für diese „Malignisierung" sind noch weitgehend unbekannt. Man weiß jedoch, dass das männliche Geschlechtshormon Testosteron bei der Entstehung von Prostatatumoren eine wichtige Rolle spielt. Auch eine fettreiche beziehungsweise ballaststoffarme Ernährung und das Alter gelten als Risikofaktoren für Prostatakrebs. Aus statistischen Erhebungen weiß man, dass Japaner seltener Prostatakrebs bekommen als US-Amerikaner. Wandern Japaner jedoch in die Vereinigten Staaten aus, erkranken sie plötzlich genauso häufig. Ein Hinweis darauf, dass die Ernährung bei der

Entstehung des Prostatakrebses eine gewisse Rolle spielt.

Eine Erklärung für dieses Phänomen hat Professor Jens Altwein vom Krankenhaus der Barmherzigen Brüder in München. Autopsiestudien an Unfallopfern haben ergeben, dass bereits dreiundzwanzig Prozent aller Vierzigjährigen ein Mikrokarzinom, also ein Minigeschwür, der Prostata hätten. In China und Japan seien die Quoten ähnlich hoch, und doch entwickeln sie sich dort seltener zum echten Tumor als bei uns. „Dafür sind wohl vor allem Ernährungskomponenten verantwortlich", so Altwein. Mit anderen Worten: Relativ viele Männer haben krebsartige Veränderungen an ihrer Prostata, doch ob sich die zu einem echten Geschwür auswachsen, hängt unter anderem von ihrer Ernährung ab. Ein Speisezettel mit vielen Vitaminen, Mineralien, Ballaststoffen und wenig tierischem Fett scheint einen gewissen Schutz zu bieten, auch Konsumenten von grünem Tee scheinen seltener an Prostatakrebs zu erkranken.

Ein weiterer Schutzfaktor ist körperliche Bewegung. Ein Forscherteam unter Doktor Edward Giovannucci von der amerikanischen Harvard School of Medicine beobachtete über einen Zeitraum von vierzehn Jahren den Krankheitsverlauf von 47.620 Männern, die angehalten wurden, jedes Jahr einen Fragebogen auszufüllen, mit dem man ihre sportlichen Aktivitäten ermittelte. Innerhalb des Beobachtungszeitraums wurde bei 2.892 Männern ein Prostatakarzinom diagnostiziert, darunter 482 fortgeschrittene Fälle. Bei der Auswertung der Daten konnten die Wissenschaftler insgesamt zwar keinen Bezug zwischen dem Auftreten von Prostatakrebs und anstrengenden oder leichten sportlichen Aktivitäten feststellen. Doch bei Männern über fünfundsechzig zeigte sich, dass diejenigen, die am meisten Sport trieben, ein geringeres Risiko für fortgeschrittenen und tödlichen Prostatakrebs hatten. „Abschließend können wir sagen, dass Männer über fünfundsechzig, die wöchentlich mindestens für drei Stunden stark körperlich aktiv sind, ein deutlich geringeres Risiko (fast siebzig Prozent) haben, dass bei ihnen ein hochgradiges, fortgeschrittenes oder tödliches Prostatakarzinom festgestellt wird", erklärt Giovannucci. Wie genau es zu diesem Zusammenhang kommt, ist noch ungeklärt. „Allerdings", so Giovannucci, „weisen unsere Ergebnisse darauf hin, dass starke sportliche Aktivität das Fortschreiten von Prostatakrebs verlangsamt und dass man Sport empfehlen sollte, um die Sterblichkeit durch Prostatakrebs zu verringern – besonders im Hinblick auf die vielen anderen gesundheitlichen Vorteile, die regelmäßige Bewegung bietet."

Gesunde Ernährung und regelmäßige Bewegung schützen also vor tödlichem Prostatakrebs. Allerdings sollte man dieses Forschungsergebnis nicht zu hoch hängen. Denn der Sport scheint erst bei Männern, die fünfundsechzig oder älter sind, einen gewissen Schutz aufzubauen, doch Prostatakarzinome können auch erheblich jüngere Männer treffen. Zudem bieten weder Bewegung noch Ernährung einen hundertprozentigen Schutz. Wer „negative Prostatagene" in sich hat, dem bleibt trotz eines gesunden Lebensstils ein ziemlich hohes Restrisiko. Denn die Veranlagung zum Prostatakrebs wird „familienintern" vererbt. So hat ein Mann, dessen Vater oder Bruder Prostatakrebs hat, ein zweifach höheres Risiko, selbst daran zu erkranken, als die übrige männliche Bevölkerung (mit einem Risiko von etwa dreizehn Prozent). Sind weitere Verwandte betroffen (Bruder, Großvater, Onkel), kann das Erkrankungsrisiko auf bis zu fünfzig Prozent steigen. Es besteht auch eine höhere Wahrscheinlichkeit, Prostatakrebs in einem frühen Lebensalter zu bekommen. Der Anteil der genetisch bedingten Prostatakrebserkrankungen wird auf fünf bis zehn Prozent geschätzt. Darüber hinaus werden noch zahlreiche weitere Risikofaktoren diskutiert.

Umstritten ist beispielsweise, ob viel Sex das Risiko steigert oder es sogar – weil sexuelle Aktivitäten die Prostata „trainieren" – sinken lässt. Klar ist aber wohl, dass häufig wechselnde Sexualpartner die Wahrscheinlichkeit für Prostatatumore erhöhen, was als deutlicher Hinweis darauf verstanden werden muss, dass bei der Erkrankung auch Infektionen eine Rolle spielen.

Der Kontakt mit Umweltgiften wie etwa Cadmium scheint ebenfalls das Risiko zu erhöhen. Und dass das Rauchen, wie bei anderen Krebserkrankungen auch, die Gefahr für eine bösartige Prostatageschwulst erhöht, ist ohnehin klar. Denn die Zigarettengifte sorgen für eine Kaskade von schädlichen Oxidationsprozessen im Körper, die das Risiko für „abartige" Zellentwicklungen wie einen Tumor geradezu sprunghaft ansteigen lassen.
Nichtsdestoweniger trifft gerade der Prostatakrebs immer wieder Männer, die in ihrem Leben niemals einen Glimm-

stängel angerührt haben.

Bleibt zum Schluss noch ein Faktor, der beim Prostatakrebs als typischer Männerkrankheit zwangsläufig eine zentrale Rolle spielen muss: der Hormonhaushalt.

Man weiß inzwischen, dass ohne das männliche Geschlechtshormon Testosteron kein Prostatakrebs entstehen kann. Denn dieser vornehmlich in den Hoden produzierte Stoff ist für die Funktion der Prostata notwendig – und er fördert das Wachstum von Prostatakrebszellen. Männer, die in jungen Jahren – vor oder unmittelbar nach der Pubertät – einen Hodenverlust erlitten haben, erkranken extrem selten an Prostatakrebs.

Wenn jedoch ein Mann glaubt, dass er als eher femininer, testosteronarmer Typ mit schwachem Bartwuchs, hoher Stimme und vollem Haupthaar nicht erkranken kann, ist er auf dem Holzweg. Denn entscheidend für die Wirkung eines Hormons ist weniger die ausgeschüttete Menge als vielmehr die Hormonsensitivität der Körperzellen – und die kann von Organ zu Organ sehr unterschiedlich sein.

Was das bedeutet, sieht man besonders gut an einer anderen Erkrankung, nämlich der Akne. Auch hier spielen die männlichen Hormone eine Schlüsselrolle, dennoch können bekanntermaßen auch eher unmännliche Typen die hässlichen Pickel bekommen. Nicht, weil sie etwa besonders viel Testosteron produzieren würden, sondern weil die Talgdrüsen ihrer Haut besonders empfindlich auf die Hormone reagieren. So verhält es sich auch bei der Prostata. Hier entscheidet ebenfalls nicht die im Körper kursierende Hormonmenge, sondern die Sensitivität der Prostatazellen gegenüber diesen Hormonen über das Krebsrisiko.

Fazit: Es gibt Faktoren, die das Risiko für Prostatatumore senken, und es gibt Faktoren, die es ansteigen lassen. Auf der sicheren Seite ist jedoch niemand. Denn das Leben ist zu komplex, in jedem Mann kommen zu unterschiedliche Faktoren zum Tragen, als dass man ein Risiko wirklich halbwegs sicher ausschließen könnte.

Meine Empfehlung: Wer in seiner Familiengeschichte Fälle von Krebs hat – auch jenseits der Prostata – sollte am besten schon ab fünfundvierzig regelmäßig zur Vorsorgeuntersuchung gehen. Und die übrigen Männer sollten es ab fünfzig tun.

## PSA – der Lebensretter

Die gesetzlichen Krankenkassen gewähren seit 2004 den Männern einmal pro Jahr eine Vorsorgeuntersuchung der Prostata beim Urologen oder Hausarzt. Dieser Termin umfasst jedoch nur die sogenannte Palpation, also die Tastuntersuchung. Der Haken daran: Diese Methode ist alles andere als sicher. Selbst ein Arzt mit Feingespür kann einen Tumor der Prostata erst ab einer ziemlich fortgeschrittenen Größe erkennen, sodass vom eigentlichen Ausbruch der Krankheit bis zum Beginn einer Therapie relativ viel Zeit verstreicht. Laut Daten des Robert-Koch-Instituts wird nur etwa ein Drittel der noch heilbaren Tumore durch Abtasten entdeckt. Das ist wahrlich keine Quote, die zufriedenstellend ist.

Die Chancen steigen jedoch, wenn man zusätzlich zur Palpation die sogenannten PSA-Tests zur Anwendung bringt. Wie sich dadurch die Quoten verbessern lassen, zeigt das Beispiel Österreich. Im dortigen Tirol ist das PSA-Screening seit 1993 kostenlos. Bis zum Jahre 2003 beteiligten sich über fünfundachtzig Prozent aller Tiroler Männer zwischen fünfundvierzig und fünfundsiebzig Jahren an dem PSA-Screening. Die Folge: Ihre Sterberaten durch Prostatakrebs liegen seit 1999 um etwa zwanzig Prozent unter denen ihrer Landsleute.

Seit 2003 macht sich auch in Deutschland der Bundesrat dafür stark, den PSA-Test zur Früherkennung von Prostatakrebs als Regelleistung der gesetzlichen Krankenversicherung einzuführen. Mit breiter Mehrheit forderte die Länderkammer die Bundesregierung auf, das entsprechende Gesetz zu ändern. Der Bundesrat folgt damit einem Entschließungsantrag des Saarlandes. In dessen Begründung heißt es, PSA-Tests leisteten einen sinnvolleren Beitrag zur Krebsfrüherkennung als die bisherigen Methoden. Das rette nicht nur Menschenleben, sondern sei auch wesentlich billiger als Chemotherapie. Die Kosten sollten deshalb die Krankenkassen tragen, was bis heute leider noch nicht geschehen ist. Ich kann aber nur dringend anraten: Machen Sie den PSA-Test regelmässig. Bezahlen Sie ihn aus eigener Tasche, denn schliesslich geht es um ihr Leben!!

Was ist nun aber das Besondere am PSA-Test? Das Kürzel PSA steht für Prostata Spezifisches Antigen. Dieses Antigen wird nur von den Zellen der Prostata gebildet, bei Frauen kann es also nicht gefunden werden. Normalerweise sind die Mengen des Antigens gering, doch durch das unkontrollierte Wachstum der Prostatazellen im Falle eines Tumors kann der PSA-Wert im Blut deutlich ansteigen. Aus diesem Grunde gilt der PSA-Wert als halbwegs sicherer Hinweis auf Prostatakrebs. Halbwegs! Denn ein erhöhter PSA-Wert bedeutet nicht zwangsläufig, dass der Betroffene an einem Tumor der Prostata leidet. Er kann verschiedene

Ursachen haben: Beispielsweise lässt sich auch bei einer gutartigen Vergrößerung der Prostata, bei einer Entzündung der Drüse, bei mechanischer Reizung zum Beispiel beim Fahrradfahren oder durch festes Drücken bei hartem Stuhlgang oder nach einem Samenerguss mehr PSA im Blut nachweisen. Daher muss der behandelnde Arzt die Ursache für die Erhöhung des PSA-Wertes stets durch weitere Untersuchungen abklären.

Gemessen wird der PSA-Wert in Nanogramm pro Milliliter Blut, ein Nanogramm entspricht 0,000000001 Gramm auf einen Liter. Was deutlich macht, dass es sich beim PSA-Test durchaus um eine beachtliche Leistung handelt, die da in den Labors vollbracht wird. Problematisch ist allerdings, dass noch keine Einigkeit darüber herrscht, wann ein PSA-Wert als überhöht anzusehen und eine entsprechende Therapie einzuleiten ist. Beim jungen Mann liegt er normalerweise bei null, mit steigendem Lebensalter ist er jedoch bei fast jedem Mann nachweisbar. Vor etwa fünfzehn

Jahren galt noch ein PSA-Wert von fünfzehn als eine Schwelle, ab der einzugreifen wäre. Danach wurde er schrittweise immer weiter heruntergesetzt. Derzeit scheinen sich die Urologen auf den Schwellenwert vier einzupendeln. Tatsache ist freilich, dass letzten Endes das Alter entscheidet, welcher Wert als Problem einzustufen ist. Bei einem Siebzigjährigen ist ein Wert von vier keineswegs ungewöhnlich, bei einem Fünfzigjährigen sieht das jedoch anders aus.

In den letzten Jahren haben sich auch immer wieder kritische Stimmen zum PSA-Test gemeldet. Einige sehen in ihm eine gezielte Maßnahme der Gesundheitsindustrie zum Abkassieren, bei der angeblich mehr Prostatakrebsfälle geschaffen werden, als es tatsächlich gibt. Nach dem Motto: Ich schärfe das Bewusstsein der Menschen für einen Laborwert, damit sie immer öfter bei den Ärzten danach fragen, bis schließlich das ganze Verfahren als

Kassenleistung anerkannt wird und den Herstellern der Tests dicke Renditen in die Kassen spült. Solche Vorwürfe hört man im Gesundheitswesen häufiger.

Tatsache ist freilich, dass es in unserem Gesellschaftssystem niemandem vorzuwerfen ist, wenn er Geld verdienen will, und sei es an Krankheiten und Ängsten der Menschen. Jeder Arzt, Psychotherapeut und Heilpraktiker verdient sein Geld schließlich durch Krankheiten, und wer Sicherheitssysteme für Flugzeuge entwickelt, lebt davon, dass Menschen Angst davor haben, aus zehntausend Metern Höhe abzustürzen. Berechtigte Vorwürfe ergeben sich nur dann, wenn man Methoden zur Vorsorge anbietet, die völlig sinnlos sind, oder Ängste schafft, die unbegründet sind. Doch von beidem kann beim PSA-Test nicht die Rede sein. Der Prostatakrebs ist mit über 64.000 Neuerkrankungen pro Jahr – allein in Deutschland! – eine konkrete Gefahr, gerade deshalb, weil wir immer älter werden und unsere Körperzellen daher immer mehr Zeit haben, sich zu Tumorgeschwüren zu entwickeln. Und dass der PSA-Wert in der Regel steigt, wenn sich ein Prostatageschwür herausbildet, steht außer Frage. Dass er es allerdings auch in anderen Situationen tut, ist natürlich ein Problem. Wissenschaftler haben inzwischen den PSA-Test verfeinert, und den von ihm gemessenen Wert in Unterwerte zerlegt. Ähnliches kennt man auch vom Cholesterinwert, der mittlerweile in HDL-, LDL- und andere Werte unterschieden wird, um eine Aussage über die tatsächliche Schädlichkeit treffen zu können.

Nehmen wir also einen erhöhten PSA-Wert als das, was er ist: ein ernst zu nehmender *Hinweis* darauf, dass vermutlich eine Krebserkrankung vorliegt, aber noch lange kein Beweis. Vor allem dann nicht, wenn der Wert nur unwesentlich über vier liegt. Mehr Gewissheit können nur weitere Untersuchungen ergeben, wie etwa die Biopsie, also die

Gewebeprobe, oder die spezielle Ultraschalluntersuchung (TRUS: Transrektaler Ultraschall). Sie findet im Liegen statt und am Ende wird eine Sonde in den Darm eingeführt. Nicht unbedingt angenehm, aber auch nicht viel unangenehmer als die Tastuntersuchung, die wir zu diesem Zeitpunkt ja schon hinter uns haben.

**Fünfzehn Jahre Ruhe – doch dann ...**

Der jährliche Urologentermin machte mir schon lange keine Probleme mehr. Das Ganze entwickelte sich zu einem Ritual. Der Arzt musste mir am Ende keine besonderen Anweisungen mehr geben – ich wusste auch so, was zu tun war. Ab in den „Marterstuhl" und entspannen. Und während er mit seinem Finger seinen Tastübungen nachging, entwickelte sich sogleich ein Gespräch zwischen uns, wie immer auch über Gesundheitspolitik – einem Thema, bei dem wir uns beide in Rage reden konnten, und er sich so aufregte, dass mir der Po kalt wurde, bis es zur Untersuchung kam.

So geschah es auch im Mai 2004. Ich lag in Duldungsstarre, er tastete und wir redeten. Irgendwie schien sein Gesprächsfluss diesmal jedoch abzuebben, und ich merkte, dass er auch länger in mir arbeitete als sonst. Ich plapperte munter weiter, wahrscheinlich, um von der Gefahr, die sich auf einmal im Raum bemerkbar machte, abzulenken. So wie ein kleiner Junge, der beim Nachtspaziergang laut ins Dunkle hinein singt, um seine Angst abzubauen. Der Arzt zog den Finger heraus und ging wortlos zum Waschbecken. Ich zog mich an – ebenfalls wortlos.

Doch als wir uns an seinem Mahagonitisch gegenübersaßen, schien alles wieder normal. Kein Wort von irgendeiner Veränderung, die er möglicherweise gespürt hatte, sondern nur der obligatorische Hinweis auf die PSA-Werte, die ja bekanntlich ein paar Tage brauchten, bis sie da seien.

„Diesmal kann es noch etwas länger dauern als sonst", sagte er. „Denn morgen fahre ich in Urlaub und bin erst in drei Wochen wieder zurück. Aber es hat ja keine Eile." Das war's, was ich hören wollte – keine Eile! Also kein Grund zur Sorge. Doch ich hatte die Rechnung ohne Dodo gemacht.

Meine Frau gab sich mit dieser Situation ganz und gar nicht zufrieden. Als vier Wochen nach dem Termin noch immer keine Nachricht da war, und sie mich damit nervte, in der Praxis nachzuhaken, vertröstete ich sie noch mit dem üblichen Kommentar: „Lieber keine Nachrichten als schlechte. Außerdem", fuhr ich fort, „wenn da was gewesen wäre, hätte er mich längst angerufen." Denn ich war der Überzeugung, dass der Arzt und ich im Laufe der Jahre ein vertrauensvolles Verhältnis aufgebaut hätten, nicht zuletzt durch die Gemeinsamkeiten, die wir bei unseren Gesprächen entdeckt hatten.

Im September, vier Monate waren nach dem dubiosen Untersuchungstermin mittlerweile vergangen, war immer noch keine Nachricht da. Dodo tobte, drohte mehr oder weniger mit komplettem Liebesentzug – also ließ ich mir einen Termin geben. Und dabei erfuhr ich zu meiner Überraschung: Ja, der Wert sei ein wenig erhöht, er liege bei 4,7. Das könne passieren. Kein Grund zur Panik. Aber wir sollten jetzt noch einmal testen. Also gab ich noch einmal eine Blutprobe ab.

Die nächsten Tage saß ich wie auf heißen Kohlen, ich hatte noch keine konkrete Angst, aber doch eine unterschwellige Furcht davor, dass irgendetwas nicht stimmte. Beim nächsten Termin dann die Mitteilung: „Ihr PSA-Wert hat sich noch einmal erhöht. Er liegt jetzt bei 6,1." Ab auf den Folterstuhl. Die anschließende „Sitzung" verlief diesmal ziemlich schweigsam. Angst bei demjenigen, der lag; und vermutlich eine Mischung aus schlechtem Gewissen und großer Konzentration bei dem, der mit dem Finger tastete. Dann sagte der Arzt: „Da ist eine Veränderung, die mir nicht so richtig gefällt." Und: „Es ist Zeit, dass Sie einen Spezialisten konsultieren."

Das war's. So fangen die Krebsgeschichten ja bekanntlich an. Ein Arzt, der einem mitteilt: „Da ist etwas, was mir nicht gefällt" und einem den dringenden Rat gibt, einen Spezialisten, nämlich einen Krebsspezialisten, aufzusuchen. Ich fühlte mich wie im falschen Film. Ich fragte den Arzt, was passieren würde, wenn es tatsächlich Krebs sei.

„Dann werden Sie operiert", antwortete er. „So wie viele Hunderttausende andere auch." Später gingen mir zahlreiche Schimpftiraden durch den Kopf, mit denen ich den Urologen und Möchtegern-Experten in Gesundheitspolitik hätte überziehen sollen. So nach dem Muster: „Verdammt noch mal! Kann es sein, dass ich vier Monate verloren habe, in denen das Geschwür munter und unbehelligt vor sich hin wachsen konnte?" Doch in dem Da-ist-etwas-was-mir-nicht-gefällt-Moment klebte mir nur die Zunge am Gaumen. Angst! Todesangst! Keine sonderlich schönen Gefühle. Ich hätte den Arzt umbringen können.

Einem Tumor vier Monate zur Entfaltung zu geben, ist nicht ungefährlich. Für jeden Patienten in einer solchen Situation gilt: am Ball bleiben, den Arzt nach dem Ergebnis fragen, keine Zeit vergehen lassen, auch wenn man Angst, ja Ängste vor einem möglichen schlechten Ergebnis hat, und vor allem sich nicht darauf verlassen, dass der Arzt sich meldet!

**Abwarten und zugucken?**

Unter Urologen grassiert immer noch die Ansicht, dass man bei kleineren Prostatakarzinomen mit geringem PSA-Wert nicht voreilig eingreifen sollte, sondern eine abwartende und beobachtende Haltung einnehmen könne (Watchful waiting). Der Grund: Gerade die Krebszellen in der Prostata wachsen eher langsam, oft in einem gemäßigteren Tempo, als der natürliche Alterungsprozess des Mannes voranschreitet. Es ist also durchaus möglich, dass ein Mann trotz eines Tumors an der Prostata ohne größere Probleme ein gesegnetes Alter erreicht. Oder anders ausgedrückt: Es sterben zwar viele Männer *mit* Prostatakrebs (was auch durch Obduktionen an Verstorbenen belegt wird), doch nur die wenigsten sterben *an* ihm. Urologen, die diesen Standpunkt vertreten, empfehlen den Patienten im Falle eines abgesicherten Krebsbefundes regelmäßig die Prostata abtasten und einen PSA-Test durchführen zu lassen – und sonst nichts weiter als Abwarten. Nur, und wirklich nur dann, wenn ein rapides Ansteigen des PSA-Wertes und auf dem Ultraschallbild deutlich wachsende Krebsstrukturen zu sehen sind, raten sie zu einer Operation.

Die Theorie des beobachtenden Abwartens birgt jedoch einige Tücken. Angenommen nämlich, dass bei Ihnen ein leicht erhöhter PSA-Wert festgestellt wurde und der Arzt Ihnen mitteilt, dass er noch keinen Grund zum Eingreifen sieht, sondern lediglich beobachten will. Wie werden Sie reagieren? Werden Sie diese Nachricht locker wegstecken, nach dem Beckenbauerschen Schaun-mer-mal-Muster? Oder werden Sie eher besorgt sein und von nun an argwöhnisch alle Veränderungen an und in Ihrem Körper beobachten? Glauben Sie wirklich, dass Sie in Anbetracht einer drohenden Krebsgefahr cool bleiben werden? Wohl kaum. Der Begriff „Krebs" ist bei uns allen in der Regel derart negativ besetzt, dass er unsere Psyche und damit letzten Endes auch unseren Körper unter Stress setzt. Mit der Nachricht, dass wir möglicherweise im nächsten Winter eine Erkältung kriegen werden, können wir gut leben. Doch mit der Nachricht, dass wir möglicherweise in den nächsten Jahren ein ausgewachsenes Krebsgeschwür in uns haben werden, lässt es sich weit schwerer leben. So etwas setzt uns unter Stress. Und Stress ist nicht nur anstrengend, sondern auch ungesund – er gilt mittlerweile als einer der großen Risikofaktoren für unsere Gesundheit, auch für Krebs.

Mit anderen Worten: Der Einzige, der beim „Watchful waiting" wirklich abwartet, ist der Arzt. Der Patient hingegen muss sich mit allerlei Sorgen herumschlagen und versuchen, seine Ängste in den Griff zu bekommen. Es sei denn, der Arzt vergisst ihm die negative Nachricht mitzuteilen oder bagatellisiert sie. Doch das Erste kommt – Gott sei Dank – selten vor, und das Zweite ist gar nicht so einfach. Denn wie bagatellisiert man ein beginnendes Krebsgeschwür?

Darüber hinaus ist ein leicht erhöhter, aber dafür stabiler PSA-Wert kein Freifahrtschein für ein Leben ohne Krebs. Die Ärztin Pia Bader vom Städtischen Klinikum Karlsruhe hat zusammen mit ihren Kollegen eine retrospektive (rückblickende) Analyse der Daten von Prostatakrebs-Patienten vorgenommen, die zwischen 1989 und 2002 an ihrer urologischen Klinik in Behandlung waren. Insgesamt wurden dabei 1.700 Patienten erfasst. „Die Analyse hat ergeben, dass selbst bei einem PSA-Wert zwischen zwei und vier etwa achtunddreißig Prozent der Patienten mindestens im Stadium T3 (Tumor durchbricht die Prostatakapsel) waren", erklärt Bader. Insgesamt unterscheide sich, so Bader weiter, die Verteilung des Tumorschweregrades in den Gruppen mit relativ niedrigem PSA-Wert (unter acht Nanogramm pro Milliliter) nicht von den Gruppen mit hohem PSA-Wert. Bei sechs Prozent der

Patienten mit niedrigem PSA-Wert waren sogar bereits Lymphknoten befallen.

Fazit: Die Argumente für ein beobachtendes Abwarten sind eher dünn. Vor allem gibt es nach einem leicht erhöhten Befund keinen Grund, vier Monate absolut untätig zu bleiben. Falls Sie bei Ihrem Urologen eine diesbezügliche Trägheit spüren sollten, dürfen Sie sich nicht scheuen, ihm auf die Füße zu treten – oder sogar gleich den Arzt zu wechseln. Denn es geht schließlich um *Ihr* Leben.

**Die Wahrheit**

Mein Urologe schickte mich ins Krankenhaus Holweide, ein Lehrkrankenhaus der Universität Köln. Behandelnder Urologe war Professor Franz-Josef Marx, ein ernster Mann, der auf den ersten Blick vor allem eines ausstrahlte: unendlich viel Erfahrung. Er war von drahtiger Statur, schlank, um die sechzig, hatte tief liegende, grüne Augen und markante Gesichtszüge. Wie er da in seinem fünf mal fünf Meter „großen", spartanisch eingerichteten Zimmer im Souterrain der Uniklinik ohne Tageslicht saß, entsprach er ganz und gar nicht dem Klischee vom „Herrgott in Weiß", der mit einem Riesengefolge von Ärzten und Schwestern durch die Gänge seiner Station wirbelt.
Er sprach leise, ohne Schnörkel und ohne seinen Tonfall zu ändern – auch das Wort Karzinom blieb nicht ungesagt. Da er sich auf das Wesentliche konzentrierte, verlor es alles Spekulative und emotional Erdrückende – es war Fakt.

Professor Marx interessierte sich allein für die Frage, wie es in den Griff zu bekommen sei. Zu diesem Zweck nahm er seinen alten, abgewetzten Kuli in die Hand, zog ein Blatt Papier aus seiner Schreibtischschublade und zeichnete mit Blau und Rot den Zustand der Prostata und deren Umgebung minutiös auf (siehe Anlage).

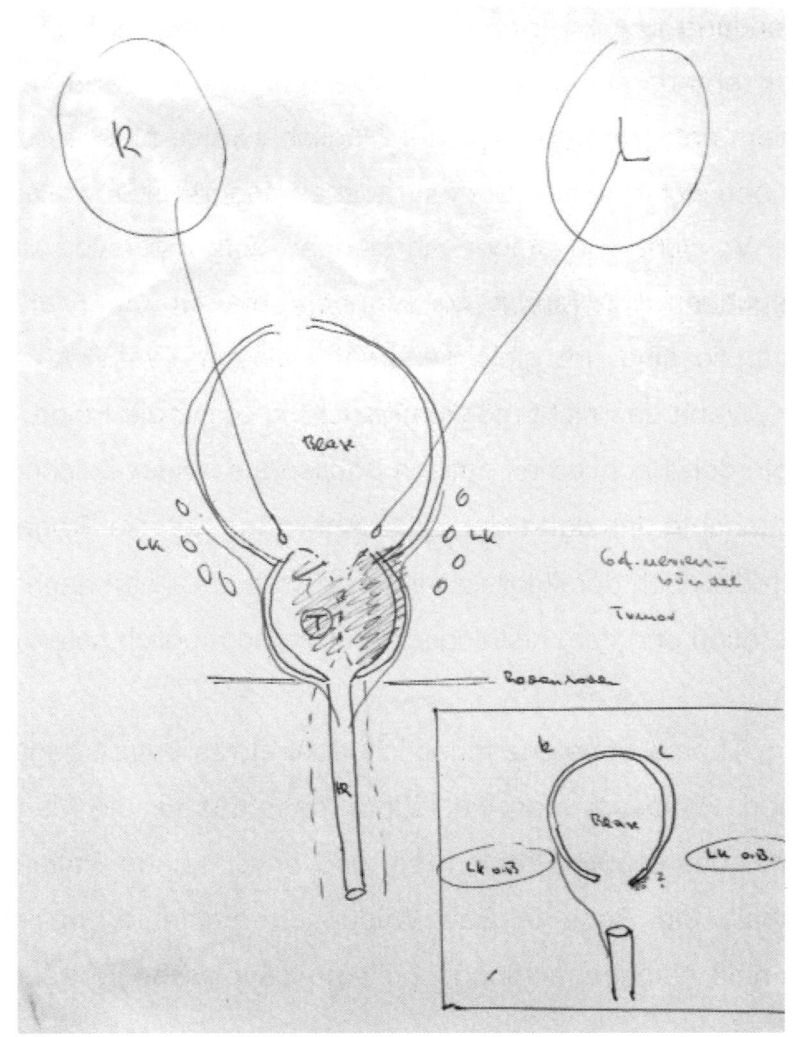

Er erklärte uns im Einzelnen, was passieren würde, wenn der Krebs bereits aus der Prostata ausgetreten sei und wie er dem entgegenwirken wolle. Möglicherweise müsse er die Lymphe sicherheitshalber mit rausnehmen. Aber er wolle mit aller Vorsicht und seiner jahrelangen Erfahrung vor allem versuchen, die Nerven zu schonen, die für die Erektion zuständig sind. Im gleichen emotionslosen Tonfall fuhr er fort: „Wenn das nicht möglich ist, ist Impotenz die Folge." Er zeigte den Sachverhalt optisch präzise auf seiner Zeichnung und machte uns dann klar, dass Antworten auf alle Fragen – auch die nach der Aggressivität des Krebses – erst nach der Operation und dem histologischen Befund möglich seien.

Beim Thema Impotenz muss ich wohl etwas irritiert geguckt haben. Professor Marx bestätigte, dass das für die Männer immer das größte Problem sei und er all seinen Patienten deshalb die Reha in Bad Wildungen empfehle, wo eine optimale Nachbehandlung und eine psychische Betreuung gegeben seien. Wir hatten tiefes Vertrauen in diesen Arzt, der so prätentiös, so bescheiden, so bestimmt und profund, so nüchtern und ohne Effekthascherei agierte. Arztsein war seine Berufung, alles andere unwichtig. Und dieses gute Gefühl sollte sich auch später fortsetzen bei der weiteren Behandlung durch den Nachfolger von Professor Marx. Privatdozent Doktor Leißner ist ein exzellenter Mann, der von Anfang an in die großen Schuhe des „Alten" gepasst und gleich zu Beginn seine eigenen Akzente gesetzt hat. Das galt gleichermaßen für den Chef der Anästhesie, Privatdozent Doktor Lynch, ein Könner seines Fachs, wie auch für die höchst kompetenten Ärzte, die klasse Schwestern und unermüdlichen Pfleger auf Station B7.

Im Anschluss an dieses offene Gespräch untersuchte Professor Marx mich eingehend und ließ schon nach der Tastuntersuchung keinen Zweifel daran aufkommen, dass sich an meiner Prostata mit großer Wahrscheinlichkeit ein bösartiges Geschwür entwickelt hatte. Eine anschließende

Ultraschalluntersuchung bestimmte die Größe des Tumors auf ungefähr fünfundzwanzig Kubikzentimeter, das entspricht fast der Größe eines Tischtennisballs. Eine Operation, stellte Marx kategorisch fest, sei unumgänglich. Zuvor müsse jedoch eine Biopsie gemacht werden, um nähere Aufschlüsse über die Beschaffenheit des Tumors zu erhalten. Das waren nicht unbedingt die Nachrichten, die ich erhofft hatte – aber ich hatte sie befürchtet. Die anfängliche Angst hatte sich jedoch in eine andere verwandelt. Jetzt stand nicht mehr die Krebsnachricht im Vordergrund, sondern die Operation. Und wenn so etwas am Geschlechtsorgan vorgenommen wird, ist das nicht nur für den Mann zunächst einmal ein Schock.

Ich fragte vorsichtig, wie hoch denn die Gefahren der Operation wären, und ob es nicht auch weniger rabiate Methoden gebe. „Natürlich gibt es auch andere Therapieoptionen", antwortete Marx. „Doch die sind in Ihrem

Falle keine Alternative. Denn letzten Endes wollen Sie ja wohl, sofern es möglich ist, von Ihrem Krebs geheilt werden und nicht irgendeine Linderung erfahren, die Ihnen am Ende nichts bringt. Was die Gefahren angeht: Jede Operation hat ihre Gefahren, doch die stehen und fallen mit der Arbeit desjenigen, der sie durchführt. Und ich werde schon darauf achten, dass ich die Nervenstränge nicht beschädige, die Sie für eine Erektion brauchen."

Der Mann hatte offensichtlich sofort erkannt, wo meine Befürchtungen lagen. Peinlich. Oder auch nicht. Denn schließlich geht es bei einer Prostataoperation auch um den Erhalt oder den Verlust der Potenz. Warum sollte da ein fünfundsechzigjähriger Mann nicht dieselben Sorgen haben dürfen wie ein Jungspund?

Ich arrangierte mich also mit dem Gedanken, unters Messer zu kommen. Am besten so schnell wie möglich. Das Problem war jedoch, dass Marx zuvor auf eine Biopsie bestand, und danach musste man drei Wochen warten bis zur Operation. Ich versuchte, den Professor davon zu überzeugen, doch lieber gleich zur Tat zu schreiten und auf die Biopsie zu verzichten. Doch davon wollte er nichts wissen: „Bevor ich in die Schlacht ziehe, möchte ich wissen, wer mein Feind ist. Also kommen wir an der Biopsie nicht vorbei. Letzte Klarheit über die Beschaffenheit des Tumors und seine Verbreitung werden wir aber erst nach der OP haben." Das klang logisch.

## Wie kann Prostatakrebs therapiert werden?

*Die* Prostatakrebstherapie schlechthin gibt es nicht. Ärzte sollten normalerweise für jeden Patienten ein individuelles Therapiekonzept erstellen. Das ist allerdings nicht ganz einfach und bedarf besonderer ärztlicher Erfahrungen und Kenntnisse. Doch kommen wir zu den wichtigsten Behandlungsmethoden im Einzelnen:

RADIKALE PROSTATEKTOMIE.
Das Verfahren, das bei mir durchgeführt wurde. Dabei wird die gesamte Prostata entfernt, einschließlich Samenbläschen und Samenleitern. Das Ziel ist ebenso radikal wie unbescheiden: die endgültige Heilung. Die radikale Prostatektomie kann aber nur durchgeführt werden, wenn der Tumor die Organgrenzen, also die Kapsel der Prostata, noch nicht überschritten, sich also noch nicht auf Wanderschaft durch den Körper begeben hat. Außerdem

sollte der Patient nicht zu alt (jünger als fünfundsiebzig) und halbwegs fit sein, denn eine OP bedeutet natürlich eine immense Belastung für den Körper. Prinzipiell kann der Schnitt aus zwei Richtungen erfolgen: einmal von vorne, also durch die Bauchdecke; und einmal von hinten, also vom Damm her. In der Praxis hat sich jedoch der Bauchdeckenschnitt als Standard durchgesetzt. Diese unter Vollnarkose durchgeführte Operation dauert drei bis fünf Stunden und hinterlässt eine Narbe von etwa fünfzehn Zentimeter Länge.

Im Jahre 1983 wurde die radikale Prostatektomie erstmals unter Schonung des Nervengewebes durchgeführt, das für den Aufbau der Erektion zuständig ist. Seitdem sollte sich eigentlich jeder Operateur auf diese schonende Vorgehensweise verstehen. Eigentlich! Tatsache ist jedoch, dass die nervenschonende OP zu den echten Meister-stücken der Chirurgie gehört. Denn die für die Potenz zuständigen

Nervenstränge kommen von der Wirbelsäule, laufen entlang der Samenblasen und dann beidseitig eng an der Prostata vorbei, wo sie sich verzweigen. Dieser Verlauf ist schon problematisch genug. Hinzu kommt, dass von den beiden Hauptnervensträngen feine Nervenverästelungen abgehen, die durch die Prostatahülle gehen. Auf diese „Versorgungslöcher" hat es natürlich der Prostatakrebs abgesehen, wenn er sich auf den Weg in den übrigen Körper machen will. Für den Chirurgen ist eine Operation an solchen Stellen deshalb ein echter Drahtseilakt, dazu braucht er gute Nerven und reichlich Erfahrung. Wer sich also zur radikalen Prostatektomie entschlossen hat, sollte auf einen Arzt mit großer OP-Erfahrung setzen.

MINIMAL INVASIVE PROSTATEKTOMIE.
Wie schon der Name sagt, fällt hier der operative Eingriff moderater aus. In letzter Zeit hat sich hierzulande vor allem die nEERPE-Operation durchgesetzt. Das Kürzel steht für

„nervenschonende endoskopisch extraperitoneale radikale Prostatovesikul Ektomie". Entwickelt wurde die Methode am Universitätsklinikum Leipzig. Prinzipiell kommt sie ohne offenen Schnitt aus, weil man sie mittels eines Endoskops vollzieht, das durch ein kleines Loch in der Bauchdecke eingeführt wird – daher auch der geläufige Spitzname „Knopfloch-Operation". Das Ziel ist identisch mit dem der klassischen Prostatektomie: nämlich die vollständige Entfernung von Prostata und Samenblase.

Dazu wird zunächst der Bauchraum mit einem Ballon-Trokar (Trokar = chirurgisches Stechinstrument mit Röhre) aufgeblasen, um Bauchorgane und Därme zurückzudrängen. Ihm folgt durch dasselbe „Bohrloch" der Trokar mit Licht und Kamera, links und recht davon werden die Arbeitstrokare für den Chirurgen und seinen Gehilfen eingesetzt. Es folgt der eigentliche operative Eingriff, wobei man die Prostata vor dem Herausnehmen in einen Kunststoffbeutel verpackt. Ein kluger Schachzug! Denn so wird verhindert, dass die krebskranke Drüse beim Herausnehmen Tumorzellen verstreut. Ein Problem bleibt allerdings noch. Die verpackte Prostata passt nämlich nicht durch die schmalen Trokarlöcher. Deswegen muss der untere Schnitt auf vier bis fünf Zentimeter erweitert werden. Es ist also keineswegs so, dass man nach einer minimal invasiven OP nur ein paar kleine Löcher zurück behält. Wie überhaupt für das nEERPE-Verfahren ähnlich wie für die klassische Operation gilt: Nur in den Händen eines Könners bleibt sie auch wirklich so risikoarm, wie es theoretisch erwartet werden darf.

HORMONTHERAPIE.
Wenn der Prostatatumor bereits die Organhülle verlassen und sich auf Wanderschaft begeben hat, reicht die lokal begrenzte Operation nicht mehr aus.
Hier schlägt dann die Stunde von „systemischen Therapien", bei denen der ganze Körper behandelt wird. Eine von ihnen

ist die Hormontherapie. Ihr Ziel besteht vor allem darin, den Krankheitsverlauf zu lindern, indem der Wirkungskreis von Testosteron eingeengt wird, jenem Hormon, das das Wachstum der Krebszellen anstachelt. Dabei können unterschiedliche Richtungen eingeschlagen werden. Einmal die Kastration, also die komplette Entfernung der Hoden. Eine andere Möglichkeit besteht darin, die Bildung von Testosteron über Gegenhormone einzudämmen, die am Zwischenhirn ansetzen – diese Methode wird auch als „chemische Kastration" bezeichnet. Die dritte Alternative sind schließlich sogenannte Antiandrogene. Besonders interessant sind hier jene Stoffe, die lediglich das Testosteron daran hindern, an den Prostatazellen anzudocken, also nicht deren Produktion selbst einschränken. Der Mann bleibt dadurch ein Mann, auch seine Erektionsfähigkeit bleibt erhalten. Womit wir auch gleich bei den Nebenwirkungen der Hormontherapie sind: Sie führen, von der letzten Ausnahme abgesehen, nämlich zur „Entmännlichung" mit entsprechenden Symptomen wie Brustwachstum, Hitzewellen, Depressionen und Stoffwechselstörungen in den Knochen.

STRAHLENTHERAPIE.

Die Bekämpfung eines Tumors mittels radioaktiver Strahlen soll die Krebszellen zerstören und dadurch längerfristig eine Heilung herbeiführen. Dieser Therapie haftet das Vorurteil an, dass man sie nur bei hoffnungslosen Fällen durchführt. Tatsache ist, dass mit ihr gerade in den letzten Jahren viele positive Erfahrungen gemacht wurden, denn durch neue Bestrahlungstechniken wurde die Erfolgsquote deutlich erhöht und das Risiko deutlich gesenkt. Nicht umsonst steht im anglo-amerikanischen Raum die Bestrahlung der radikalen Prostatektomie gleichwertig gegenüber, während hierzulande deutlich das operative Verfahren bevorzugt wird. In Deutschland wird die Strahlentherapie in der Regel erst dann eingesetzt, wenn der Patient sich in einem schlechten

Allgemeinzustand befindet und daher eine Operation als zu gefährlich eingeschätzt wird, oder aber, wenn der Krebs nachgewiesenermaßen die Organgrenzen überschritten hat.

Man unterscheidet zwischen externer und interner Strahlentherapie. Im ersten Fall erfolgt die Bestrahlung von außen, gewissermaßen also „durch" den Patienten hindurch. Im zweiten Fall erfolgt sie von innen, es wird also eine Strahlenquelle direkt in die Prostata eingebracht. Die Behandlung dauert mehrere Wochen und ist absolut schmerzfrei. Zu den möglichen Nebenwirkungen gehören Stuhldrang sowie Brennen beim Wasserlassen. Darmentzündungen kommen nur noch selten vor, auch Hautreaktionen gehören, seitdem die Bestrahlung aus verschiedenen Richtungen erfolgt und dadurch kaum noch bestimmte Hautpartien langfristig gereizt werden, nur noch zu den Ausnahmen.

## CHEMOTHERAPIE

Hier kommen zytostatische Medikamente zum Einsatz. Sie zielen auf Körperzellen, die sich besonders schnell vermehren, mit der Absicht, eben diesen Teilungsdrang zu unterdrücken. In der Therapie von Prostatakrebs hat freilich die Chemotherapie weniger Chancen, weil sich Tumorzellen der Prostata weniger schnell teilen als andere Krebszellen. Darüber hinaus hat die Chemotherapie massive Nebenwirkungen. Sie ist daher bei Prostatakrebs keine Therapie der ersten Wahl.

## KRYOTHERAPIE

Ziel dieses Verfahrens ist es, den Tumor mit seinen kälteempfindlichen Zellen erfrieren zu lassen. Doch wie bringt man die Kälte dorthin, wo sie gebraucht wird? Die Antwort: Man führt dünne Metallsonden mit einem Kältemittel (beispielsweise flüssigen Stickstoff) durch den Darm in Richtung Prostata (zur Erinnerung: Von dort hat sich auch der Doktorfinger zwecks Diagnose der Prostata genähert!). Die Harnröhre wird durch einen wärmenden Katheter geschützt, das wasserhaltige Gewebe der Prostata wird hingegen schlagartig in regelrechte Eiskugeln verwandelt. Klar, dass die Drüse das nicht überlebt – doch mit ihr sterben auch die Krebszellen. Ob jedoch wirklich alle Tumorzellen erwischt werden, ist die Frage. Denn ein Gefriervorgang im Körper lässt sich in der Ausdehnung nicht genau vorhersagen. Ganz zu schweigen davon, dass die gefrorenen und zerstörten Prostatazellen ja über die Blutbahnen abtransportiert werden müssen – eine enorme körperliche Belastung, und dass dabei auch überlebende Krebszellen mit auf die Reise gehen, ist zumindest nicht auszuschließen. Fazit: Ein Verfahren mit Perspektiven, doch noch nicht ausgereift – obwohl schon ziemlich lange an der Kryotherapie (Kältetherapie) herumgetüftelt wird. Allerdings stehen hier noch Langzeitergebnisse aus. Die Gesamtkosten der Behandlung von durchschnittlich 8.500 Euro muss der Patient selbst bezahlen. Die Krankenkassen entscheiden im Einzelfall über eine Kostenübernahme.

## HYPERTHERMIE

Ein Verfahren aus der alternativen Heilkunde, das jedoch an den Unikliniken immer mehr Beachtung findet. Die Hyperthermie nutzt die Hitzeempfindlichkeit von Tumorgeschwüren. „Krebszellen sind wärmeempfindlich", erklärt Doktor Oliver Ott, Radiotherapeut an der Universitätsklinik Erlangen. „In überwärmte Tumorzellen können Krebsmedikamente besser eindringen und eine Strahlen-therapie wird effektiver." Ott benutzt daher die Hyperthermie, um die Wirkung der beiden anderen Therapieformen zu verbessern. Für die Überwärmung werden Infrarotstrahlen sowie Mikro-, Radio- und Ultraschallwellen eingesetzt. Die besten Studienergebnisse wurden mit hohen Temperaturen von 41,5 Grad erzielt. Die Hyperthermie gehört sicherlich (noch?) nicht zu den Standards der Krebstherapie, doch sie wird momentan fleißig erforscht. Es lohnt sich daher, sie im Auge zu behalten.

## Vom ganzen Mann zum Männeken Piss

Einen Tag, bevor die Biopsie durchgeführt wurde, starb meine Schwester. Auch sie hatte Krebs. Als ich später die Daten der Gewebestichprobe mitgeteilt bekam, wusste ich zweierlei: dass ein Menschenleben verdammt schnell zu Ende gehen kann, und dass in meinem Körper ein Krebsgeschwür wucherte, das unbedingt entfernt werden musste, das allerdings glücklicherweise noch nicht so aggressiv war, dass es nicht mehr entfernt werden konnte. Das war für mich positive Nachricht genug, um keinen weiteren Gedanken mehr an die eigene Sterblichkeit zu verschwenden. Denn noch war ich nicht in der Situation eines Ertrinkenden, der nach jedem Strohhalm greifen muss, um nicht unterzugehen. Noch schwamm ich an der Ober-fläche. Und so beschloss ich, mich deutlich als Lebender und nicht als Todgeweihter zu präparieren – und ging kurz vor dem OP-Termin noch einmal auf die Sonnenbank. Nicht, dass ich im Krankenhaus vor den Schwestern eine gute Figur abgeben wollte. Mir ging es einfach darum, mir selbst und meiner Umwelt zu demonstrieren: Der chirurgische Eingriff sollte nur das sein, was er ist, nämlich ein bloßer Eingriff und kein Drama. Außerdem, so dachte ich mir, würde ich mich als halbwegs gebräunter Mensch beim Blick in den Spiegel gesünder fühlen denn als Kalkfigur.

Einen Tag vor der OP kam meine Schwiegermutter (84) zufällig bei uns vorbei, eine Frau mit besonders engem Kontakt zum erdverbundenen Humor. Witze, die sie – wo auch immer – fand, sammelte sie in einem Witzebuch für mich. Diesmal saß sie kaum in der Küche, als sie einen erzählte, der eher aus einer zotigen Schublade kam, was normalerweise nicht ihr Ding war.

„Karl-Georg, weißt du eigentlich, wie man am besten Impotenz beschreiben kann?"

„Nee, keine Ahnung."

„Impotenz – das ist so, als ob man Mikado mit gekochten Spaghetti spielen will."

Dodo und ich schauten uns ganz kurz an und lachten dann aus vollem Halse. Das Pikante an der Situation war nämlich, dass meine Schwiegermutter keine Ahnung hatte, dass ich am nächsten Tag ins Krankenhaus gehen würde. Wir hatten es niemanden erzählt, auch ihr nicht. Erst nach der Operation informierte meine Frau ihre Mutter, der in diesem Augenblick voll bewusst wurde, dass sie in ein Fettnäpfchen getreten war. Worüber wir später noch so manches Mal gemeinsam gelacht haben.

Am anderen Tag fuhren meine Frau und ich in die Klinik nach Holweide zu Professor Marx, wo die Vorbereitungen für die am nächsten Tag angesetzte OP getroffen wurden. Der Chefanästhesist Privatdozent Doktor Lynch erklärte mir, wie er mich zum Einschlafen und Wiederaufwachen bringen würde.

Die Operation dauerte viereinhalb Stunden und verlief ohne Komplikationen. Kurz vorher war noch ein PSA-Test gemacht worden. Mit einem Wert von 7,8 hatte er einmal mehr unter Beweis gestellt, dass es höchste Zeit war, etwas zu unternehmen. Erst später sollte ich erfahren, wie dringend es wirklich gewesen war. Professor Marx sagte mir hinterher in einem Gespräch ganz nüchtern:

„WENN SIE EIN HALBES JAHR SPÄTER GEKOMMEN WÄREN, HÄTTE ICH SIE NICHT MEHR RETTEN KÖNNEN."

Als ich nach der OP aufwachte, dauerte es nicht lange, bis ich wieder in der Realität war. Was mich eigentlich am meisten erstaunte: Ich hatte praktisch keine Schmerzen. Ich hatte eine frische Narbe von zweiundzwanzig Zentimeter Länge, sechs Schläuche an meinem Körper, einen davon in meinem Penis, doch keine Schmerzen. Kaum zu glauben.

Erst später erfuhr ich, dass dies einer bestimmten Kombination von Schmerzmitteln zu verdanken war, und nicht meiner robusten Konstitution. Doch was soll's. Im Moment war ich nur froh, dass ich die OP hinter mir hatte und keine Qualen litt. Denn wie die meisten Männer hatte ich zwar vorher nicht darüber geredet – doch ich hatte eine gewaltige Angst vor den Schmerzen gehabt, die man für die Zeit unmittelbar nach der Operation gemeinhin erwartet.

Die drei Tage nach der Operation waren allerdings auch ohne Schmerzen hart. Denn während dieser Zeit lag ich mehr oder weniger in einer Position, nämlich auf dem Rücken – wie eine Riesenschildkröte, die man umgedreht und an sechs Seilen vertäut hatte. Ich konnte lesen und hätte auch essen können, doch der Appetit stellte sich erst allmählich ein. Was durchaus normal ist im Anschluss an eine Operation. Zudem erhielt ich aus einem der Schläuche ein Antibiotikum, um präventiv mögliche Folgeinfektionen der

Operation auszuschließen. Und von Antibiotika wusste ich, dass sie mir irgendwie immer den Appetit verschlagen.

Ich hatte zuvor alles geregelt, um mich in der Klinik weitgehend vom Stress des Alltags abschotten zu können. Außer meiner Frau sollte mich niemand besuchen, keine Freunde, keine Verwandten. Ich allein musste und wollte kämpfen, auch wenn das dem einen oder anderen nicht schmeckte. Egoistische Konzentration und Mobilisierung aller Kräfte auf ein Ziel hin, ganz ohne Ablenkung, darauf kam es mir an.

Blumen wollte ich auch nicht, denn die hätten mich an eine Beerdigung erinnert und rochen für mich zu sehr nach Altar und Grab. Ansonsten: kein Telefon, keine E-Mails, überhaupt nichts Berufliches. Der Klinikalltag war schon stressig genug. Aber alle waren unglaublich engagiert, trotz des Druckes, dem sie ausgesetzt waren – immer freundlich und mit einem „flotten Spruch auf den Lippen". Dafür sorgte schon Stationsschwester Brigitte, die mit ihrer guten Laune alle ansteckte. Aber – auch das war erlebte Realität – an einem Tag, an dem es mir besonders beschissen ging, kam der Oberarzt zur Visite und musste sich in meinem Zimmer erst einmal einen Stuhl und ein Glas Wasser nehmen. Er hatte tiefe Ränder unter den Augen und vermutete selbst, dass er den Tag über zu wenig getrunken hätte – außer dem üblichen Kaffee, der den Wasserhaushalt erst recht in die Knie zwingt. Der Arzt schaute auf die Uhr und teilte mir nur lapidar mit: „Jetzt sind es genau zwanzig Stunden, die ich durchweg auf den Beinen bin." Dann stellte er noch ein paar Fragen, maß den Blutdruck – und schwankte aus dem Zimmer. Ich war mir in dem Moment nicht sicher, wem von uns beiden es schlimmer erging.

Meine Frau gestaltete mein Krankenzimmer so freundlich wie möglich, wobei sie vor allem auf die Farbe der Hoffnung setzte: Grün. Sowohl der Tisch als auch mein Bett bekamen eine grasgrüne Decke verpasst. Sobald es nur irgendwie ging, versuchte ich, aufzustehen und mich zu bewegen. Beim Laufen trug ich zwei akkurate „Handtäschchen" mit mir herum: einen Beutel für den Katheter, der den Urin auffing; einen Beutel für die Drainage, die das Wundwasser aus der Bauchdecke ableitete. Gelb und Rot. Und das alles in einem Meer aus Grün. Sage keiner, dass die Welt im Krankenhaus farblos sei!

Das Entleeren des Urinbeutels wurde zunächst von den Schwestern erledigt. Weil der Inhalt gemessen und in der Krankendatei erfasst werden musste. Als Patient ist man natürlich geneigt, wenig zu trinken, um den Beutelinhalt möglichst klein zu halten und dadurch beweglicher zu bleiben. Ich achtete jedoch darauf, viel zu trinken. Denn viel trinken heißt, die Keime aus dem Leib zu spülen. Ich dachte mir: Je heller der Harn im Beutel, umso besser. Soweit ich es im Katheterschlauch beobachten konnte, wurden mit dem Urin auch ständig kleine Gewebestückchen und Gerinnsel ausgeschieden. Für mich ein Zeichen dafür, dass der Körper dabei war, sich von den „Altlasten" der Operation zu befreien. Eine Einschätzung, die mir später von einem der Ärzte bestätigt wurde.

Dann der erste Gang durch die Hallen. Trotz der zwei Beutel im Schlepptau war ich halbwegs mobil. Auf meinem Spaziergang traf ich einige Leidensgenossen. Mit Badelatschen, weißen Kompressionsstrümpfen und zum Teil hinten offenen Nachthemden, in ihren Händen dieselben Beutel wie ich. Ein Panoptikum der klinischen Urologie. Für manchen mag es abschreckend wirken, ich fand es amüsant. Denn hier waren die üblichen Unterschiede in der Kleidung aufgehoben. Der versnobte Manager sah genauso aus wie der Bauarbeiter oder der Polizeibeamte. Und wir hatten alle eines gemeinsam: Wir hatten einiges durchgemacht und waren wieder auf dem Wege zurück ins Leben. Klar, dass wir miteinander ins Gespräch kamen. Die meisten beklagten sich über die mangelnden Kompetenzen ihres Hausarztes, der den Behandlungsverlauf unnötig verzögert hatte. Eine Geschichte, die ich nur zu gut kannte. Viele fühlten sich auch vom Krankenhauspersonal benachteiligt. Vor allem das ewige Warten auf die Arztvisite nervte. Allerdings waren wir uns auch einig, dass die Ärzte daran wohl die geringste Schuld traf, sondern dass schlicht zu wenig Personal da war.

Ich fühlte, dass es wieder bergauf ging. Der erste PSA-Test nach der Operation zeigte mit 0,1 in die richtige Richtung. Doch der nächste Dämpfer wartete schon. Als mir nämlich der Katheter gezogen wurde, kam zwangsläufig, ohne dass ich es verhindern konnte, der gesamte Blaseninhalt hinterher. Und da wurde mir klar: Aus dem gestandenen Mann war ein Fall für die Windel geworden. Es lief und lief, und ich konnte es nicht aufhalten! Der Arzt beruhigte mich: „Das wird sich wieder geben."
Doch konnte ich das wirklich glauben? Die ganzen Tage nach der Operation hatte ich keinen Gedanken an meine

Potenz verschwendet, denn wer an diversen Schläuchen hängt, entwickelt kaum eine Libido, sondern allenfalls die Energie, ein paar Schritte zu tun. Doch jetzt tauchten die Potenzängste wieder auf. Aber ganz anders, als ich befürchtet hatte. Ich fürchtete nämlich, dass von mir wohl kaum noch eine erotische Anziehungskraft ausginge, wenn ich dauerhaft zum Windelträger mutieren würde. Oder anders ausgedrückt: Welche Frau will schon ein Männeken Piss anstelle eines echten Mannes?

War ich bei der Einschätzung der negativen Folgen einer Prostataoperation vielleicht doch zu blauäugig gewesen?

## Die möglichen Nebenwirkungen einer Operation

Trotz fortgeschrittener Techniken wäre es fahrlässig, die möglichen Negativfolgen einer Prostatektomie zu verharmlosen. Denn eine Operation bleibt eine Operation, und dabei kann natürlich auch etwas schiefgehen.

INKONTINENZ
Eine bleibende Blasenschwäche ist weitaus seltener als angenommen. Am Anfang läuft es zwar bei jedem Mann unbarmherzig heraus, doch das Risiko für eine dauerhafte Inkontinenz im Anschluss an eine Prostatektomie liegt bei weniger als fünf Prozent! Mit so einer Quote lässt es sich leben. Wie lange es allerdings dauert, bis Sie wieder „dicht" sind, hängt von Ihnen ab. Das Halten und Kontrollieren des Urins kann man nämlich trainieren, in späteren Kapiteln wird noch ausführlicher davon die Rede sein.
Außerdem ist die Blasenschwäche umso schneller

überwunden, je besonnener und mutiger man an das Problem herangeht. Wer am Anfang auf die Windel verzichtet, weil es ihm peinlich ist, setzt sich unter Stress, und der wirkt sich auch auf die Blasenfunktionen negativ aus. Denken Sie nur an die armen Menschen, die sich vor Angst in die Hose pinkeln! Andererseits sollte man die Windel auch nicht zu lange tragen: Wer über die notwendige Zeit hinaus aus „Sicherheitsgründen" Vorlagen trägt, riskiert, dass seine Harnwegsmuskeln träge werden und Inkontinenz zum Dauerzustand wird. Man sollte sich also frühzeitig „entwöhnen". Bedenken Sie: Die tatsächliche Abgangsmenge ist viel geringer, als sie sich anfühlt! Ein paar Tropfen in der Unterhose bilden noch kein Fauxpas. Führen Sie besser drei Slips mit sich als eine Vorlage!

## HARNBLASENENTZÜNDUNG
Sie zeigt sich durch starken Harndrang und Brennen beim Wasserlassen. Gehört zu den typischen Komplikationen

einer Prostataoperation. Professor Marx hatte mir deshalb auch sofort nach der OP ein entsprechendes Antibiotikum verabfolgt.

Ausgangsort der Infizierung ist meistens nicht der chirurgische Eingriff selbst, sondern das Setzen des Katheters. Als natürliche, aber dennoch wirkungsvolle Vorbeuge gegen Harnwegsinfekte gelten hohe Dosierungen von fünfhundert Milligramm Vitamin C sowie drei Likörgläser Preiselbeersaft pro Tag. Außerdem sollten Sie viel trinken, mindestens zwei Liter täglich (Kaffee und alkoholhaltige Getränke zählen nicht!).

## POTENZSCHWÄCHE

Früher kam es bei fast allen Patienten zu einer dauerhaften Impotenz, eine Erektion war selbst unter größter Erregung ausgeschlossen. Mittlerweile ist es jedoch möglich, die für die Erektion zuständigen Nerven zu schonen. Die Impotenzquote fällt daher heute geringer aus als früher, nach aktuellen Studien liegt sie zwischen vierzig und achtzig Prozent. Was an diesen Zahlen verwundert, ist ihre große Spanne. Doch das liegt daran, dass die Untersuchungen sehr unterschiedlich gestaltet wurden. Außerdem wird der Begriff „Potenzschwäche" von Land zu Land sehr unterschiedlich definiert. Während man hierzulande eine „Versagerquote" von siebzig Prozent bereits als Potenzschwäche definiert, setzt man die Schwelle anderenorts erheblich höher an.

Doch man sollte sich ohnehin weder wegen der vierzig Prozent in Sicherheit wiegen, noch von den achtzig Prozent entmutigen lassen. Tatsache ist, dass man, sofern auch nur ein wenig funktionierendes Nervengewebe die Operation überlebt, realistische Chancen hat, die Potenz wieder zurückzuerlangen. Wird beispielsweise der Nervenstrang auf der einen Seite abgetötet, kann durchaus noch eine normale Erektion erfolgen, weil der Strang der Gegenseite die Aufgabe auch allein erfüllen kann. Vorausgesetzt, er wird entsprechend trainiert. Wie überhaupt die Erektion nach einer kompletten Entfernung der Prostata wesentlich davon abhängt, wie weit der Patient an sich und seine Regenerationsfähigkeit glaubt – und wie diszipliniert er an sich arbeitet. Doch davon wird später noch ausführlich die Rede sein.

LYMPHADENEKTONIE.
Wurde bei der Operation Lymphknotengewebe entfernt, kann es zum Austritt von Lymphflüssigkeit kommen. Eine harmlose Komplikation, die in der Regel auch ohne Behandlung wieder verschwindet.

## Mit heruntergelassenen Hosen im Dezemberwind

Nach zwölf Tagen konnte ich die Klinik verlassen. Ich „tröpfelte" noch, manchmal sogar ziemlich stark, aber dieser kleine Makel war in Anbetracht meines guten Allgemeinzustandes zu verkraften. Meine nächste Station war die Klinik Quellental in Bad Wildungen. Hier sollten die Rehabilitationsmaßnahmen erfolgen, um mich endgültig wieder alltagstauglich zu machen.

Auf dem Weg nach Bad Wildungen verspürte ich einen ungeheuren Harndrang. Und mit ungeheuer meine ich unwiderstehlich und gnadenlos. Ich spürte sofort, dass sich da eine Menge anbahnte, die meine „Slipeinlagen" unmöglich bändigen konnten. Also rief ich: „Anhalten. Bitte sofort anhalten!"

Klar, dass der Fahrer ziemlich sparsam nach hinten guckte, denn wir waren mitten auf der Autobahn.

Noch einmal wiederholte ich: „Anhalten, sofort. Sonst gibt's

hier hinten eine Katastrophe. Ich muss pinkeln!"
Der Mann begriff. Keine Fragen mehr. Er hielt mit quietschenden Reifen an, denn wer will schon eine Pinkelkatastrophe im Auto haben? Ich schoss aus dem Wagen und schaffte es gerade noch, die Hosen runterzulassen, denn mit Hosenschlitz läuft nichts, wenn man Windeln anhat. Da stand ich, bei fünf Grad im Dezember, mit heruntergelassenen Hosen, und pinkelte an den Straßenrand. Nicht versteckt hinter einem Busch oder einem Baum, sondern mitten in der Pampa. Doch ich fühlte keine Scham, sondern nur eine unendliche Erleichterung.

Eine Erzieherin hatte mir mal erzählt, dass man bei einem dreijährigen Knirps, der gerade mitgeteilt habe, dass er Pipi müsse, keine Sekunde zögern dürfte, ihm irgendwo die Hosen herunterzulassen. Und wenn es mitten in der Kölner Fußgängerzone wäre.
Ich erinnerte mich, wie ich verdutzt gefragt hatte: „Wirklich

keine Sekunde? Bis zum nächsten Baum wird es doch schon noch reichen, oder?"

„Nein, denn die Kinderblase kennt keine Gnade."

Ich hatte das damals nicht recht nachvollziehen können. Jetzt konnte ich es. Denn ich hatte im Moment auch so etwas wie eine Kinderblase. Das konnte ja noch heiter werden.

Bad Wildungen liegt im hessischen Kellerwald, mit seinen knapp zehntausend Einwohnern ist es genau das, was man sich unter einer Kleinstadt vorstellt. Aber dass mich hier nicht der Trubel von Köln erwartete, war klar. Und es war ja auch gut so. Denn hier sollte es um „Reha" gehen und nicht um Partys.

Bei meiner Ankunft in der Klinik Quellental merkte ich sofort, dass hier deutlich weniger Stress herrschte als in der Klinik, in der ich operiert worden war. Das Personal war nicht so mit fliegenden Kitteln unterwegs. Die Stimmung unter den

Patienten schien jedoch schlechter zu sein. Einigen Männern war deutlich anzusehen, dass sie mit ihrer Situation Probleme hatten, aus ihren Gesichtern sprachen Kummer und Resignation. Ich fragte mich, warum ihre Stimmung hier, wo man doch schon das Ende des Leidensweges vor Augen hatte, schlechter war als dort, wo man noch am Anfang war. Vielleicht, weil am Anfang noch mehr Hoffnung ist, die dann später mehr und mehr von der Realität eingeholt wird? Oder waren viele der Männer einfach nur zu ungeduldig? In jedem Fall musste man sich schon die Frage stellen, ob es überhaupt Sinn macht, die Patienten nach ihrer Prostataoperation einer Reha-Maßnahme zuzuführen, wenn dabei ihre Stimmung bloß in den Keller geht.

**Wozu eigentlich Reha?**

„Rehabilitation geht vor Rente" – so heißt ein Grundsatz im Gesundheitswesen. Wer an Krebs erkrankt war, soll wieder für sich selbst sorgen und möglichst ein Leben ohne Beeinträchtigungen führen können. Auch wenn der Krebs und seine Behandlung zunächst körperliche, psychische oder soziale Folgen haben, soll durch die Reha eine bleibende Behinderung abgewendet werden. Oder, falls dies nicht möglich ist, zumindest gering bzw. zeitlich begrenzt bleiben.
Kurzum: Eine Rehabilitation soll den Weg zurück ins Leben ebnen, und damit ist sie weit mehr als bloß eine Kur.

Auch das Bundesgesundheitsministerium spricht hier eine eindeutige Sprache – obwohl für die rund 1.400 Reha-Einrichtungen in Deutschland fast acht Milliarden Euro jährlich aufgewendet werden, von denen etwa drei Milliarden zulasten der gesetzlichen Krankenkassen gehen. Zitat aus einer Verlautbarung des Ministeriums:

*"Rehabilitation hat nicht nur zum Ziel, die körperliche, berufliche und soziale Leistungsfähigkeit der Patientinnen und Patienten zu erhalten oder zu fördern; sie fördert auch die individuellen Fähigkeiten und Möglichkeiten zur Krankheits- und Lebensbewältigung."*

Die Patientinnen und Patienten lernen sich so zu verhalten, dass weitere akute Krankheitszustände nach Möglichkeit nicht auftreten und chronische Störungen in ihren Auswirkungen so gut wie möglich begrenzt oder beherrscht werden können.

Die noch immer verbreitete Vorstellung, Rehabilitationsmedizin sei im Sinne der Kurmedizin etwas Zusätzliches und deshalb prinzipiell Verzichtbares, ist grundlegend falsch. Vor allem bei chronischen oder anderen schwerwiegenden

Erkrankungen ist die Integration von rehabilitativer Behandlung in den Gesamtbehandlungsplan der Patientin oder des Patienten unverzichtbar.

Welche Reha-Maßnahmen sinnvoll sind, ergibt sich einerseits aus den individuellen medizinischen Befunden, andererseits aber auch aus der persönlichen Situation zu Hause oder am Arbeitsplatz. Eine Krebsnachsorge sollte innerhalb des ersten Jahres nach einer abgeschlossenen ersten Behandlung der Erkrankung erfolgen. Bei der sogenannten „Anschlussheilbehandlung" folgt die Reha sogar direkt nach dem Aufenthalt im Krankenhaus: Zwischen dem Verlassen des Krankenhauses und der Anschlussheilbehandlung dürfen maximal vierzehn Tage liegen. Manchmal ist die medizinische Behandlung bei Rehabilitationsbeginn noch nicht abgeschlossen. Eine Chemotherapie zum Beispiel kann auch noch in der Reha fortgeführt werden. Auch eine Operationswunde muss nicht komplett verheilt sein, wenn für eine entsprechende Pflege gesorgt werden kann. Krebspatienten erhalten natürlich auch alle erforderlichen Medikamente weiter, zudem kann die Anschlussheilbehandlung genutzt werden, um Schmerzen besser zu behandeln und die Schmerzmittel neu einzustellen. Wichtig ist, eine geeignete spezialisierte Klinik für die Anschlussheilbehandlung zu finden. Dabei sollte der Arzt oder der Sozialdienst der Klinik behilflich sein, an der man behandelt wurde.

Fester Bestandteil des Angebots in den Reha-Kliniken ist der Sport. Wer lange bettlägerig war und schwach auf den Beinen ist, wird möglicherweise Krankengymnastik und Training zunächst nicht besonders attraktiv finden – aber langfristig wird er davon profitieren. Denn gerade nach einer Krebserkrankung ist körperliche Schonung ausgesprochen kontraproduktiv. Ebenfalls im Angebot vieler Kliniken: Anleitungen zu praktischen Fragen der Ernährung. Wie sollte ich mich ernähren, um schnell wieder zu Kräften zu kommen? Was darf, was sollte ich als Krebspatient essen, was ist eher schädlich? Brauche ich mehr Kalorien, helfen Vitamine?

Jedem an Krebs Operierten steht eine dreiwöchige Anschlussbehandlung in einer Kur zu, die meistens von den Krankenkassen oder Rentenversicherungsträgern bezahlt wird (mit Ausnahme des Eigenanteils von zehn Euro pro Tag). Die vorgesehene Einrichtung muss in das Krankheitsprofil passen und dem Wohnort möglichst nahe sein. Patienten mit engem Budget sollten sich in jedem Falle erkundigen, ob für sie unter bestimmten Umständen die Zuzahlung reduziert werden oder sogar ganz entfallen kann. Tröstlich: Für Klinikaufenthalte und Anschlussheilbehandlung ist der Eigenanteil zeitlich begrenzt, und zwar auf maximal vierzehn Tage, wenn der Kostenträger die Rentenversicherung ist, und auf maximal achtundzwanzig Tage, wenn die Krankenversicherung dafür aufkommt. Bereits geleistete Zuzahlungen für Krankenhausaufenthalte und Anschlussheilbehandlung werden angerechnet. Zudem gilt auch hier die Belastungsgrenze von zwei Prozent des Bruttoeinkommens pro Jahr. Ist die erreicht, werden im laufenden Jahr keine Zuzahlungen mehr fällig.

## Volles Programm

Ich war gespannt, was mich in der Reha in Bad Wildungen erwartete. Die moderne Klinik lag mitten im Grünen. Der großzügige Eingangsbereich war einladend hell und licht und diente gleichzeitig als angenehmer Aufenthaltsraum für Patienten und deren Besucher. Jeder Rehabilitant hatte ein Einzelzimmer. Für die, die ihre Frauen mitbringen wollten, standen ein paar angenehme Doppelzimmer zur Verfügung. Ich hatte das Glück, einen Ausblick auf eine Wiese zu haben, wo sechs zottelige Shetlandponys, drei braune, zwei schwarze und ein weißes, sich oft vor Glück und Zufriedenheit auf dem hartgefrorenen Boden wälzten und sich ab und zu knuddelten – da ging einem das Herz auf! Wer allerdings glaubt, dass er sich bei einem Aufenthalt in einer Reha-Klinik auf die faule Haut legen kann, ist auf dem Holzweg. Denn hier geht es in erster Linie um eines: Training. Man bekommt direkt nach der Ankunft einen Plan ausgehändigt, der den Tagesablauf für die nächsten Wochen bestimmt.

Kliniken Hartenstein - Klinik Quellental

# Terminplan

Datum: 10.12.2004 13:48:47

| | | | Therapie - Zeitraum | | Zimmer |
|---|---|---|---|---|---|
| 63927 | Glehn | Karl-Georg | 07.12.2004 | 28.12.2004 | 310 B 1 |

- Bitte bringen Sie zu allen Sprechstunden und Anwendungen Ihren kompletten Terminplan und zusätzlich zu allen Anwendungen ein Handtuch mit.
- Bei Rückfragen zu Terminen wenden Sie sich bitte an Ihren behandelnden Arzt oder notfalls an die zuständige Sekretärin.
- Die Medikamenten- und Vorlagenausgabe (Hausapotheke) findet täglich zwischen 18:30 und 19:00 Uhr in der 1.Etage,Med.Abteilung statt.

- freiwillige Teilnahme -

**Mi, 15.12.2004**
| 06:00 | Ruhezeit | | |
|---|---|---|---|
| 09:15 | Massage | Massageabteilung | Da Silva |
| 10:00 | Einzel-Krankengymnastik | 3. Etage, Sporthalle | Lopez |
| 11:00 | Inkontinenzgruppe Fortg. | 3. Etage, Sporthalle | Brachvogel |
| 12:30 | Wärmepackung | Wartebereich Bäder | Therapeut |

**Do, 16.12.2004**
| | Wassertreten | Badeabteilung | Therapeut |
|---|---|---|---|
| | Öffnungszeiten: von 7.00 Uhr bis 11.30 Uhr | | |
| 06:00 | Ruhezeit | | |
| 10:30 | Inkontinenzgruppe Fortg. | 3. Etage, Sporthalle | Kaiser |
| 12:30 | Kohlensäurebad | Wartebereich Bäder | Altrichter |
| 13:30 | Sprechstunde Prof. Otto | 1. Etage, Zi. U8 | CA Prof. Otto |
| 14:00 | Lehrküche | Lehrküche | Diätassistentin |

**Fr, 17.12.2004**
| | Wassertreten | Badeabteilung | Therapeut |
|---|---|---|---|
| | Öffnungszeiten: von 7.00 Uhr bis 11.30 Uhr | | |
| 06:00 | Ruhezeit | | |
| 10:30 | Inkontinenzgruppe Fortg. | 3. Etage, Sporthalle | Kreutel |
| 13:00 | Kohlensäurebad | Wartebereich Bäder | Altrichter |

**Sa, 18.12.2004**
| 06:00 | Ruhezeit | | |
|---|---|---|---|
| 10:30 | Inkontinenzgruppe Fortg. | 3. Etage, Sporthalle | Physiotherapeut |

**So, 19.12.2004**
| 06:00 | Ruhezeit | | |
|---|---|---|---|

Essenszeiten: Frühstück 7.30 und 8.00 Uhr  Mittag 11.45 Uhr  Abendessen 17.45 Uhr
Wochenende + Feiertag  7.30 bis 8.30 Uhr  Mittag 11.30 Uhr  Abendessen 17.45 Uhr

**Kliniken Hartenstein - Klinik Quellental**

# Terminplan

Datum: 13.12.2004 09:20:45

| 63927 | Glehn | Karl-Georg | Therapie - Zeitraum 07.12.2004 28.12.2004 | Zimmer 310 B 1 |
|---|---|---|---|---|

Hinweis:
- Bitte bringen Sie zu <u>allen Sprechstunden und Anwendungen Ihren kompletten Terminplan</u> und zusätzlich zu allen Anwendungen ein Handtuch mit.
- Bei Rückfragen zu Terminen wenden Sie sich bitte an Ihren behandelnden Arzt oder notfalls an die zuständige Sekretärin.
- Die Medikamenten- und Vorlagenausgabe (Hausapotheke) findet täglich zwischen 18:30 und 19:00 Uhr in der 1.Etage,Med.Abteilung statt.

### Di, 14.12.2004
Wassertreten — Badeabteilung — Therapeut
Öffnungszeiten: von 7.00 Uhr bis 11.30 Uhr

| Zeit | | | |
|---|---|---|---|
| 06:00 | Ruhezeit | - | - |
| 11:00 | Inkontinenzgruppe Fortg. | 3. Etage, Sporthalle | Brachvogel |
| 13:30 | Massage | Massageabteilung | Da Silva |
| 14:00 | <u>Vortrag Erektionsstörungen</u> | Vortragsraum | Dr. Kröger |

- freiwillige Teilnahme -

### Mi, 15.12.2004

| 06:00 | Ruhezeit | - | - |
|---|---|---|---|
| 09:15 | Massage | Massageabteilung | Da Silva |
| 10:00 | Einzel-Krankengymnastik | 3. Etage, Sporthalle | Lopez |
| 11:00 | Inkontinenzgruppe Fortg. | 3. Etage, Sporthalle | Brachvogel |
| 12:30 | Wärmepackung | Wartebereich Bäder | Therapeut |

### Do, 16.12.2004
Wassertreten — Badeabteilung — Therapeut
Öffnungszeiten: <u>von 7.00 Uhr bis 11.30 Uhr</u>

| 06:00 | Ruhezeit | - | - |
|---|---|---|---|
| 10:30 | Inkontinenzgruppe Fortg. | 3. Etage, Sporthalle | Kaiser |
| 12:30 | Kohlensäurebad | Wartebereich Bäder | Altrichter |
| 13:30 | Sprechstunde Prof. Otto | 1. Etage, Zi. U8 | CA Prof. Otto |
| 14:00 | Lehrküche | Lehrküche | Diätassistentin |

### Fr, 17.12.2004
Wassertreten — Badeabteilung — Therapeut
Öffnungszeiten: von 7.00 Uhr bis 11.30 Uhr

Essenszeiten: Frühstück 7.30 und 8.00 Uhr  Mittag 11.45 Uhr  Abendessen 17.45 Uhr
Wochenende + Feiertag  7.30 bis 8.30 Uhr  Mittag 11.30 Uhr  Abendessen 17.45 Uhr

An einem Tag hatte ich um neun Uhr morgens Wassertreten bei einem Therapeuten – der gute alte Kneipp lässt grüßen! Um zehn Uhr ging es weiter mit einer halben Stunde Krankengymnastik, danach direkt zur Inkontinenzgruppe. Um elf Uhr Termin bei Chefarzt Professor Ulrich Otto – eine urologische Kapazität mit jahrelanger Erfahrung als Chef der Klinik. Bei ihm ging es zwar durchwegs entspannt zu – doch von einem unverbindlichen Small Talk konnte keine Rede sein. Der Mann fahndete wie ein Detektiv nach meinen Schwachpunkten, um in der Klinik intensiv an ihnen arbeiten zu können. Wobei er allerdings *einen* Schwachpunkt zu seiner Überraschung nicht finden konnte: Im Unterschied zu vielen anderen Patienten brauchte man mich nicht aus einem Stimmungstief zu ziehen. Doch davon später.

Die Quellenklinik schleust Jahr für Jahr über dreitausend Patienten durch ihre Hallen. Dass es dort geschäftig zugeht, liegt auf der Hand. Dennoch war während meines

Aufenthalts die Stimmung innerhalb des Personals ausgesprochen entspannt. Ich traf dort immer freundliche und höfliche Ärzte; nicht wie in anderen Krankenhäusern auf ausgebrannte und dehydrierte Ärzte, auch die Krankenschwestern wuselten zwar flink durch die Gegend, doch sie schienen nicht unter Druck zu stehen. Es herrschte kein Kasernenhofton, sondern ein normaler, angenehmer, zwischenmenschlicher Umgang, oft wurde auch gescherzt. Was wieder einmal deutlich macht: Menschen können durchaus stark beansprucht werden und trotzdem glücklich, witzig und zufrieden sein – doch wer sie überfordert und ihnen das Gefühl gibt, dass sie nur ein winziges Rädchen in einem großen Getriebe sind, in dem weder sie noch die Patienten eine bedeutende Rolle spielen, lässt sie ausbrennen. Und das hat alles nichts mit Geld zu tun. Selbst wenn man einem Klinikarzt für seine Fünfzigstundenwoche fünfzig Prozent seines Gehaltes draufsattelt, werden es trotzdem die Fünfzigstundenwoche und die Massenabfertigung sein, die ihn fertigmachen.

In der Quellenklinik in Bad Wildungen war glücklicherweise nichts davon zu spüren. Offenbar hatte man hier die richtige Balance zwischen Beanspruchung und Erholung, zwischen Terminkalender und individuellem Freiraum gefunden. Auch ich hatte zwar einen Termin nach dem anderen, doch ich fühlte mich nicht gehetzt. Schwerpunkt meiner Behandlungen war das Beckenbodentraining. Ehrlich gesagt wusste ich bis dahin gar nicht, dass auch Männer einen Beckenboden haben. Früher versuchte ich die Mädchen mit kessem Wimpernschlag zu bezirzen, und jetzt brachte man mir „Wimpernschlagübungen" bei, um damit meinen Beckenboden zu stärken. Ich hatte geglaubt, nur Frauen müssten ihn im Anschluss an eine Schwangerschaft kräftigen. Doch in den Inkontinenzgruppen und bei der Krankengymnastik sorgte man schnell dafür, dass mir diesbezüglich die Lichter aufgingen. Man erklärte mir, dass beim gesunden Mann drei „Verschlusseinrichtungen" dafür sorgen, dass er nicht ständig einnässt: einmal der Schließmuskel direkt an der Prostata, dann der äußere Schließmuskel unterhalb der Prostata und schließlich der Beckenboden. Der erste Schließmuskel geht bei der Operation verloren. Mit der Konsequenz, dass die beiden anderen Vorrichtungen seine Funktion übernehmen müssen. Das Problem dabei: Diese beiden unterliegen nicht unbedingt unserem Willen. Vor allem, wenn wir lachen oder husten, kann es zu unkontrolliertem Harnverlust kommen. Und manchmal reicht schon eine harmlose psychische Erregung, dass alle Dämme brechen.

Einer der Krankengymnasten erklärte mir, dass ich ja damit aufhören könne, zu lachen, um nicht in psychische Erregung zu geraten. „Dann haben Sie zwar ein langweiliges und tristes Leben", sagte er, „doch es ist wenigstens halbwegs trocken." Mit einem ironischen Blick zeigte er an, dass er das nicht ganz ernst meinte. Nichtsdestoweniger traf mich seine Information ganz im Zentrum meiner Persönlichkeit. Denn für mich stand schon immer fest: Ein Leben musste nicht lang sein, doch es durfte auf keinen Fall trist und langweilig sein. Hätte der Krebs mir keine Chance mehr gelassen und ich mich auf den nahen Tod vorbereiten müssen, wäre ich sicherlich nicht cool geblieben wie Clint Eastwood im Film auf seinem Gang zum Galgen. Doch ich hätte wohl auch nicht lange lamentiert, denn mein Leben war erfüllt gewesen, weil es immer abwechslungsreich und voller Spaß war. Ein Leben ohne Lachen wollte und konnte ich mir nicht vorstellen, und ein Leben mit Lachen und dabei einnässender Hose auch nicht – also galt es, an meinem Beckenboden zu arbeiten.

## Auch Männer haben einen Beckenboden

Der Beckenboden spielt in unserem Organsystem eine zentrale Rolle. Auch für Männer! Viele Potenzprobleme verschwinden oder entstehen gar nicht erst, wenn die Betreffenden diszipliniert an ihrem Beckenboden arbeiten würden. Für den Mann nach einer Prostataoperation kann sie der Königsweg zum Wiedererlangen von Kontinenz und Potenz sein.

Man stellt sich den Beckenboden am besten in Gestalt einer Schüssel vor, die aus mehreren Muskeln besteht und Bauchorgane wie Blase und Darm nach unten stabilisiert. Eingebettet in diese Schüssel sind die abgehenden Kanäle dieser Organe, also Harnröhre, After und Scheide. Verliert nun der Beckenboden an Halt, sackt er nach unten weg, und mit ihm sacken auch die Organe in die Tiefe. In der Folge kann es zu den unterschiedlichsten Beschwerden kommen wie Hämorrhoiden, sexuelle Unlust, Gebärmuttersenkung (bei Frauen) und Blasenschwäche. Denn wenn der Beckenboden schwach ist, verschieben sich Blase und ableitende Harnwege in eine ungünstige Position, sodass der Schließmuskel am Ende nicht mehr den Urin halten kann. Mit der Folge, dass der Betroffene selbst bei kleineren Anstrengungen wie Husten oder Niesen zu „tröpfeln" beginnt. Ein peinliches Leiden, das zur Volkskrankheit geworden ist.

Etwa vier Millionen Menschen leiden hierzulande an Inkontinenz, und von denen sind immerhin zwanzig Prozent Männer. Was bereits deutlich macht, dass Beckenbodentraining nicht nur für Frauen sinnvoll sein kann. Doch auch in anderer Hinsicht ist der Beckenboden für Männer wichtig. In einer Untersuchung der Universität Köln zeigte sich Beckenbodentraining als wirkungsvolle Therapie von Impotenz, wobei es ähnliche Erfolge erzielte wie Viagra – und das ganz ohne die Nebenwirkungen des berühmten

Medikaments. Gründe genug also, den oft vernachlässigten Beckenboden zu trainieren.

Doch ohne Anleitung ist das kaum möglich. Denn die eine Schicht des Beckenbodens besteht aus glatten Muskeln, die wir willentlich nicht beeinflussen können. Und die zweite Muskelschicht kann zwar von uns willentlich gesteuert werden, doch wie das funktioniert, wissen wir meistens nicht. Einerseits deshalb, weil diese Muskeln nicht über Gelenke ziehen und daher nicht ohne Weiteres wahrgenommen werden können. Andererseits deshalb, weil die tiefen Bereiche unseres Beckenareals – trotz aller angeblichen sexuellen Befreiung – immer noch schamhaft ignoriert werden.

Die zentrale Aufgabe eines sinnvollen Beckenbodentrainings besteht also darin, diesen Organkomplex wieder erfahrbar und dadurch trainierbar zu machen. Dass dabei weniger passiert als in den gängigen Kraft- und Fitnessstudios, versteht sich von selbst. Doch das ist kein Nachteil. In Bodybuildingstudios wird schweißtreibend mit großer Anstrengung gearbeitet, doch das dort durchgeführte Übungsprogramm, vor allem das sogenannte Bauchmuskeltraining, erhöht oft den Bauchinnendruck, sodass extreme Belastungen für den Beckenboden entstehen. Für den Beckenboden gilt in besonderem Maße: Nicht nur Bewegungsmangel, auch falsch ausgeführte Bewegungen können ihn schwächen! Sportarten wie Aquajogging, Walking und Schwimmen sind daher als Stärkung für einen schwachen Beckenboden erheblich günstiger einzuschätzen als Aerobic, Jogging oder Bodybuilding. Andererseits wäre es ein Fehler, sich die Therapie des Beckenbodens als eine Reihe von Übungen vorzustellen, bei denen nichts passiert. Allein seine zentrale Position zwischen Rücken und Bauchdecke erfordert, dass in das Training auch Bauch-, Gesäß- und Rückenmuskeln einbezogen werden. Und die gängige Vorstellung, wonach die Trainierenden überwiegend rücklings auf dem Boden lägen und dabei äußerlich kaum sichtbare Übungen vollzögen, ist ein Vorurteil. Denn der Beckenboden reagiert am besten, wenn wir sitzen.

Der Beckenboden reagiert natürlich umso besser, je breiter das Übungsangebot ist und je sauberer die Übungen durchgeführt werden. Deswegen ist es sinnvoll, sich am Anfang von einem Physiotherapeuten einweisen zu lassen, der sich auf Beckenbodentherapie *für Männer* spezialisiert hat. Dies ist außerordentlich wichtig. Denn viele Beckenbodentrainer rekrutieren sich aus Hebammen, die für den speziellen Bedarf eines Mannes und erst recht eines Mannes nach einer Prostataoperation überhaupt nicht ausgebildet sind.

Ich hatte in der Zeit zwischen meiner Entlassung von Holweide bis zu meiner Reise in die Reha-Klinik täglich eine Beckenbodentrainerin bei mir zu Hause. Der Effekt war gleich null gewesen. Wer therapeutische Erfolge haben will, sollte einen speziell für Männer qualifizierten Krankengymnasten aufsuchen. Näheres dazu erfährt man beim Deutschen Verband für Physiotherapie (www.zvk.org). Dort erhalten Sie auch die Adressen der jeweiligen Landesverbände, wo man Sie mit einer konkreten Therapeutenliste für Ihr Wohngebiet versorgen kann.

Eine andere Möglichkeit besteht darin, sich in der Reha-Klinik ins Training einweisen zu lassen, denn dort sind Spezialisten für männliche Beckenböden am Werk. Nach drei Wochen „Beckenbodenunterricht" kann man die wichtigsten Übungen zu Hause allein durchführen. Vorausgesetzt, dass man sich auch wirklich einweisen lässt und konzentriert mitarbeitet, anstatt nur passiv zu konsumieren. Und dass man diszipliniert an sich arbeitet. Wer lediglich einmal pro Woche sein Beckenbodentraining durchführt, wird möglicherweise Monate, wenn nicht sogar

Jahre brauchen, bis er wieder kontinent ist. Richtiges Beckenbodentraining heißt: Am besten täglich trainieren! Oder wenigstens drei Mal wöchentlich für jeweils zwanzig Minuten. Übungen finden Sie im Anhang.

Aus meiner Erfahrung kann ich nur dringend raten, nehmen Sie sich Zeit für einen Aufenthalt in einer Reha-Klinik wie z. B. Quellental. Nur hier können Sie sich – ohne abgelenkt zu werden und ohne dem Stress des Alltags ausgesetzt zu sein – auf das einzige Ziel konzentrieren, gesund und kontinent zu werden.

## Die Verzweiflung im Speisesaal

Im Speisesaal von Quellental saßen etwa dreihundert Menschen bei den Mahlzeiten zusammen. Wenn Sie sich vielleicht an die üblichen Kantinen erinnern, dann wissen Sie, dass dreihundert Menschen schon ein ziemliches Spektakel machen können. Hier ging es jedoch ruhig zu. Verdächtig ruhig! Dreihundert Gesichter, doch nur über die wenigsten von ihnen huschte ein Lächeln oder gar ein Lachen. Den meisten stand vielmehr ins Gesicht geschrieben: „Seht her, ich habe Krebs – und mir geht es schlecht." In Holweide, wo ich operiert worden war, hatte ich das noch nicht so empfunden. Da schien die Stimmung der Patienten positiver zu sein als hier, wo alles stressfreier und harmonischer zuging, und eigentlich auch das Schlimmste überwunden sein sollte. Ich traf in Bad Wildungen viele Leidensgenossen wieder, die mit mir in Köln operiert worden und damals noch voller Optimismus gewesen waren. Wir hatten gescherzt und uns über unser Outfit mit den „Unten-ohne-Togas" lustig gemacht. Dieselben Menschen saßen nun hier – und hatten ihr Lachen verloren.

Was war passiert?
Einer meiner Tischnachbarn im Speisesaal war Horst. Er arbeitete bei einer Handelsvertretung, die Elektromärkte mit Geräten aus deutschen mittelständischen Unternehmen versorgte, von der Waschmaschine bis zum Toaster. Kein leichter, aber dafür ein ehrenhafter Job, weil man nicht auf der Taiwan- und Billigschiene fuhr, mit der man ja bekanntlich bei den großen Elektronikhandelsketten besonders gut landen konnte. Außerdem zeigen Umfragen der letzten Jahre, dass immer mehr Bundesbürger bereit sind, für deutsche Markenprodukte ein wenig tiefer in die Tasche zu greifen. Doch auf diesem Auge war Horst blind. Er jammerte. Erst jammerte er über seine Krankheit, dann über seinen Beruf, und wenn man dann aus lauter

Verzweiflung versuchte, das Gespräch mit ihm auf familiäre Dinge zu lenken, jammerte er über seine Kinder, die bestimmt froh wären, wenn sie ihn beerben würden. Und damit war Horst dann wieder bei seiner Krankheit und bei den Ärzten, die doch alle „Stümper" und „geldgeile Arschlöcher" wären. Ich war froh, dass Horst nach zwei Tagen merkte, dass ich ihn zunehmend ignorierte, und sich einen anderen Tisch mit anderen Opfern suchte. Dabei hatte ich Horst in Holweide nicht als Dauernörgler kennengelernt, und auch seine Frau versicherte mir, dass es erst mit dem Aufenthalt in Bad Wildungen stimmungsmäßig mit ihm bergab gegangen sei.

Was war passiert?
Ein anderer meiner Weggefährten in Bad Wildungen hieß Wolfgang, fünfundfünfzig Jahre alt. Er erzählte, dass er mit fünfundvierzig angefangen habe, für den Marathon zu trainieren. Fünf Jahre später habe er dann in Berlin seinen

ersten Marathonlauf absolviert. Klar, dass ihn die Nachricht vom Prostatakrebs besonders schockierte. Er, der sich überwiegend vegetarisch ernährte und nie geraucht hatte, der jeden Tag für mindestens eine halbe Stunde zum Lauftraining ging – ausgerechnet er hatte plötzlich einen Tumor im Körper. Ich erzählte ihm, dass auch ich eigentlich einen gesunden Lebensstil gepflegt hatte. Doch das tröstete Wolfgang überhaupt nicht. Für ihn stand fest: „Ich werde diese ganze Geschichte hier hinter mich bringen und schon im nächsten Jahr wieder Marathon laufen." Im Moment hatte er jedoch noch ganz andere Probleme. Wolfgang bekam nämlich seine Inkontinenz nicht in den Griff. Alle Patienten wurden am Anfang und am Ende ihres Klinikaufenthalts aufgefordert, eine „Testwindel" einzulegen, mit der gemessen wurde, ob sich ihr unwillkürlicher Harnabgang in dieser Zeit gebessert hatte. Bei Wolfgang hatte sich gar nichts getan. Und das, obwohl er, wie er es nannte, „hart und bis zum Umfallen" trainiert hatte. Möglicherweise war aber gerade das sein Fehler gewesen. Ein sinnvolles Beckenbodentraining hat auch viel mit Entspannung zu tun, und davon war Wolfgang weit entfernt. Und jetzt verzweifelte er. Als er mir berichtete, dass er früher praktisch jeden Tag vögeln konnte, und jetzt noch nicht mal mehr eine „Morgenlatte" hätte, versagte ihm fast die Stimme – Wolfgang war den Tränen nahe.

Bei Klaus-Peter spielte der Gedanke an Sex hingegen eine geringere Rolle. Er war mit seiner Frau in Bad Wildungen. Beide waren tief religiös und versäumten es bei keiner Mahlzeit, ein Tischgebet zu sprechen. Was sie besonders auszeichnete, war ihre Gelassenheit, was den Umgang mit Klaus-Peters Krankheit anging. Sie redeten nur wenig über den Krebs, dafür aber über alle möglichen anderen Dinge. Nichtsdestoweniger war Klaus-Peter überaus diszipliniert bei seinem Training, es war also keineswegs so, dass er seine Krankheit und die Notwendigkeit ihrer Behandlung leugnete – er war geduldig. Es musste in seinen Augen nicht sein, dass sich täglich neue Behandlungserfolge einstellten.

„Es lohnt sich", so erklärte er, „beizeiten zu akzeptieren, dass nicht immer etwas Messbares herauskommen muss, wenn man etwas tut."

Tatsache war freilich, dass gerade bei ihm etwas Messbares herauskam, und das sagte ein Landwirt aus dem Rheinland, der einen großen Hof hat mit einer riesigen Anbaufläche für Karotten.

Als er Quellental verließ, war Klaus-Peter praktisch trocken. Lag es an seiner Religiosität, dass er sich so schnell erholte? Oder an seiner Frau? Oder einfach nur daran, dass er Glück hatte? In jedem Fall schien er mit dem Schicksal „Prostatakrebs" besser zurechtzukommen als viele andere. Warum ist ihm das so gut gelungen?

## So kann man Krebs und andere schwere Krisen meistern

Der große Freiheitskämpfer und Moralist Mahatma Gandhi sagte einmal: „Wer ständig über seine Nöte spricht, vervielfacht sie." Und er musste es wissen, hatte er doch in seinem Leben zahlreiche Krisen und Niederlagen erlebt, die ihn aber niemals verzweifeln ließen. Das religiöse Ehepaar von Bad Wildungen war in dieser Hinsicht ähnlich gestrickt wie der indische Moralist: Es sprach nur wenig über die schwere Erkrankung des Mannes, beeindruckte mich aber dafür mit der stillen Kraft, mit der es die Krise meisterte. Lag es nur daran, dass es religiös ähnlich fest verwurzelt war wie Gandhi? Möglich, aber bei dem Begriff Religiosität ist zunächst einmal Vorsicht angebracht. Ich habe während meiner Aufenthalte in den USA zahlreiche fromme Menschen kennengelernt, die keineswegs ausgeglichen im Charakter waren und keineswegs stille Meister im

Bewältigen ihrer Krankheiten. Und wir alle haben ja in den letzten Jahren miterleben müssen, wie religiöse Eiferer Unheil über die Welt bringen. Religiosität an sich ist also nicht unbedingt Heil und Glück bringend. Sie muss von einer bestimmten Geisteshaltung getragen sein.

Menschen können sehr unterschiedlich sein, was die Bewältigung von Krisen angeht. Da gibt es welche, die geraten schon beim Anblick eines eingewachsenen Zehennagels in Panik, während andere noch nicht einmal durch eine schwere Krebserkrankung aus der Bahn geworfen werden. Einige Menschen schieben schon den Blues, wenn ihre Aktienpakete mal für ein paar Monate in Kurstälern wandeln, während andere sogar den Verlust ihrer gesamten Familie wegstecken.

Wir haben großen Respekt vor all den „stillen Helden", die auch in schwersten Krisen die Haltung bewahren und sogar gestärkt daraus hervorgehen. Vor Eheleuten, die nicht darüber verzweifeln, wenn sie unermüdlich am Sterbebett ihres Partners sitzen. Vor Frauen, die nicht darüber verzweifeln, wenn sie mit drei Kindern allein gelassen wurden. Und wir empfinden Spott für die „Weicheier", die schon jammern, wenn ihr Auto kaputt ist, oder die Welt mit Selbstmordgedanken traktieren, nur weil sie bei der Beförderung übergangen wurden. Doch obwohl wir ahnen oder sogar wissen, dass etwas Heldenhaftes darin ist, die großen Krisen zu meistern, und etwas Jämmerliches darin, an kleinen Krisen zu zerbrechen, können wir oft nicht aus unserer Haut. Immer wieder regen wir uns über Nichtigkeiten auf. Über den Postboten, der zu spät an unseren Briefkasten kommt, über das Honorar, das nur unvollständig auf unserem Konto eingegangen ist, über das Finanzamt, das unseren Abschreibekünsten nicht folgt, und über die Pusteln, die vorübergehend für Irritationen auf unserem Antlitz sorgen. Über Heldenhaftigkeit zu reden, ist leicht, doch in Anbetracht unserer eigenen Alltagskrisen verhalten wir uns oft alles andere als heldenhaft.

Die moderne Psychologie befasst sich erst seit einigen Jahren mit den unterschiedlichen Krisenfestigkeiten der Menschen. Ihr Fachausdruck dafür lautet: Resilienz. Womit jene psychische und physische Stärke bezeichnet ist, die es Menschen ermöglicht, Lebenskrisen ohne langfristige Beeinträchtigung zu meistern. Was ist nun aber das wesentliche Merkmal dieser Stärken?

Im Wesentlichen gibt es sechs „Imperative der Resilienz" (seelische Widerstandsfähigkeit):

*Akzeptiere, dass der Pechkübel stets gleichmäßig ausgeschüttet wird!*

Die Menschen unterscheiden sich nicht großartig darin, was ihnen an Glück oder Unglück widerfährt, wohl aber darin, wie sie darauf reagieren. Untersuchungen amerikanischer Wissenschaftler bestätigen, dass es so etwas wie eine „Demokratie der Schicksalsschläge" gibt. Demzufolge gibt es im wirklichen Leben weder die „Pechmarie" noch den „Hans im Glück". „Wenn eine Person viele negative Erfahrungen macht", erklärt Psychologe Ed Diener, „dann hat sie mit großer Wahrscheinlichkeit gleichzeitig auch positive Erlebnisse und umgekehrt." Das bedeutet: Gleichgültig, ob wir es mit jemandem zu tun haben, der in einer Automobilfirma Herr über tausend Angestellte ist, oder mit jemandem, der in der Schlange des Arbeitsamts steht, beide erfahren Glück und Unglück in etwa gleichem Verhältnis. Möglich, dass Qualität und Quantität ihrer Erlebnisse und Handlungen unterschiedlich sind, doch der relative Quotient von Glück und Pech fällt bei ihnen ähnlich aus.

Natürlich mag es auch menschliche Schicksale geben, in denen sich eine aberwitzige Häufung von Unglücksfällen findet. Doch das ist die Ausnahme. Bei näherer Überprüfung der Unglücksgeschichten, wie sie in Kneipen, Kantinen, Cafés und Selbsthilfegruppen ausgebreitet werden, erweist sich vieles davon als Übertreibung oder sogar als Märchen. Tatsache ist vielmehr, dass es Menschen gibt, die aktiv sind, viel tun und hohe Risiken eingehen. Denen passiert allein aufgrund ihrer größeren Handlungssumme mehr Positives, aber auch mehr Negatives im Leben als jenen, die passiv sind, wenig tun und geringe Risiken eingehen. In ihrem Verhältnis von Glück und Unglück unterscheiden sich die Lebensläufe von Aktiv- und Passivmenschen jedoch nicht sonderlich voneinander. Es besteht also auch da kein Grund für die – letzten Endes eitle und ichbezogene – Annahme, vom Schicksal besonders hart getroffen zu sein. Wer mit seinem Schicksal hadert, weil ihm angeblich so viel Pech passiert, handelt nicht nur unfair, er betrügt auch sich selbst.

*Du bist kein Opfer!*
Krisen alleine können schon schlimm sein, doch sie werden

noch schlimmer, wenn man sich in ihnen als Opfer sieht. Denn eine solche Betrachtungsweise löst keine Krisen, sie verschärft sie nur. Weil die Opferrolle uns in eine Demutshaltung gegenüber den angreifenden Raubtieren bringt und schließlich zur Komplettlähmung führt. Also: Hüten Sie sich davor, sich in Ihren Krisen als Opfer zu sehen. Hüten Sie sich vor Formulierungen wie: „Die da oben tun doch eh, was sie wollen", „Was soll man da schon machen?", „Niemals werde ich mehr glücklich sein!" und „Nach so einer Erfahrung würdest auch du nichts mehr machen". Solche Gedanken sind, wie es der Buddhismus auszudrücken pflegt, wie ein Stück „morsches Holz", das dementsprechend entsorgt werden sollte. Also weg damit, ohne darüber zornig oder traurig zu sein, sondern einfach mit dem Gefühl, etwas wegzuwerfen, das weder Ihnen noch anderen Menschen (außer vielleicht Ihren Feinden!) irgendeinen Nutzen bringt.

*Nimm Rückschläge nicht als persönliche Niederlagen!*

Ich habe während meiner Therapie und Reha zahlreiche Männer kennengelernt, die ihre Krebserkrankung als persönliche Schmach empfunden haben. Nach dem Muster: „Ich muss in meinem Leben etwas falsch gemacht haben, sonst hätte ich jetzt keinen Krebs! Was bin ich nur für ein Versager!" Was für ein Unsinn! Natürlich sollte ein Raucher ehrlich genug sein, sich einzugestehen, dass seine Nikotinsucht nicht gerade zu seiner Gesundheit beiträgt. Und er sollte unbedingt von den Kippen lassen, wenn man einen Tumor in ihm entdeckt hat. In dem Falle wird aus dem Fehler der Vergangenheit eine nützliche Erkenntnis für die Zukunft, und dann ist ein Mensch auch kein Versager. Dazu wird man erst, wenn man aus Fehlern nicht lernt. Also: Blicken Sie nach vorne, und nehmen Sie die Fehler Ihrer Vergangenheit als Anstoß für ein besseres Leben in der Zukunft! Was aber nicht heißen soll, dass Sie ständig an die Zukunft denken sollten. Denn dagegen spricht der nächste

Imperativ der Resilienz (seelische Widerstandsfähigkeit):
*Denke weniger an deine Zukunft!*

„Wenn wir weise sind, bekümmern wir uns um die Gegenwart, dann wird sich die Zukunft schon um sich selber kümmern." Auch dieser Satz stammt von Mahatma Gandhi. Er bedeutet, dass wir uns nicht vergeblich in hektischem Aktionismus um die Gestaltung der Zukunft bemühen, sondern in der Gegenwart nach Lösungen suchen sollten. Hüten wir uns also vor Gedanken wie: „Was wäre, wenn?", „Was wird die Zukunft bringen?" oder „Wie kann ich mich demnächst vor X oder Y schützen?"! Solche Konstrukte sind zwar typisch für Krisensituationen, doch letzten Endes repräsentieren sie nackte Angst – und wer Angst hat, kann sich nicht in gebührendem Maße um die Gegenwart kümmern. Dies sollten Sie auch berücksichtigen, wenn Sie eine Prostataoperation hinter sich haben.
Ich habe viele Männer erlebt, die fast die ganze Zeit über

nur daran dachten, was sie wohl machen würden, wenn es mit ihrer Potenz nicht mehr klappen würde. Man kann davon ausgehen, dass sie große Probleme bekommen werden. Denn wer stets an den möglichen Verlust seiner Potenz denkt, wird sie vermutlich auch verlieren. Allein deshalb, weil er nicht zur notwendigen Entspannung findet. In der Psychologie nennt man dieses Phänomen Selffulfilling Prophecy, die sich selbst erfüllende Prophezeiung. Das heißt: Wenn ich mich dauernd damit beschäftige, dass ein bestimmtes (vor allem negatives) Ereignis in der Zukunft eintreten wird, wird es vermutlich eintreten.

Wenn ich dauernd daran denke, möglicherweise nie wieder eine normale Erektion zu bekommen, wird sie vermutlich auch nicht kommen. Besser ist es, die Dinge so zu nehmen, wie sie gerade *sind,* und nicht, wie sie möglicherweise sein *könnten.* Über die verlorene Potenz können Sie sich immer noch Gedanken machen, wenn sie tatsächlich verloren ist.

*Nichts ist selbstverständlich.*

Es ist wichtig, dass wir uns nie auf unseren Lorbeeren ausruhen, ja, noch nicht einmal daran denken, sie in irgendeiner Form zu erwerben. Denn das mündet zwangsläufig darin, dass wir die Dinge, derer wir eigentlich sicher sind, schließlich verlieren. Zwei Beispiele: Wenn sich die beiden Ehepartner in ihrer Beziehung ausruhen, nach dem Motto: „Jetzt kennen wir uns schon lang genug, was soll da noch passieren", endet ihre Ehe wahrscheinlich in dumpfer Gleichgültigkeit und gegenseitigen Vorwürfen; wenn sich ein Prostataoperierter mit seiner Windel arrangiert, anstatt weiter an seinem Beckenboden zu arbeiten, wird er wahrscheinlich nie wieder richtig Herr über seine Blase werden. Nur wer nichts für selbstverständlich hält, egal, ob es die Ehe ist oder der Mietvertrag, ob es die Rente ist oder die eigene Gesundheit, nur wer akzeptiert, dass er für all das konsequent etwas tun muss, schützt sich davor, von Krisenereignissen überrumpelt zu werden.

Mag sein, dass die Aufforderung, nichts als selbstverständlich hinzunehmen, im ersten Moment unerträglich anstrengend klingt. Doch sie ist es eigentlich gar nicht. Denn unerträglich anstrengend wird etwas erst, wenn wir es ohne Perspektive und Spaß durchführen. Doch gerade das ist ziemlich unwahrscheinlich, wenn wir die guten und schönen Dinge unseres Lebens nicht nur einfach konsumieren, sondern sie bewusst wahrnehmen und an ihrem Erhalt arbeiten.

*Nimm das Tempo raus!*
Je größer das Erschrecken, desto häufiger wird die Lösung in der Beschleunigung gesucht. Diese Taktik liegt uns sozusagen in den Genen, als Relikt aus uralten Zeiten, als es noch sinnvoll war, in Anbetracht drohender Gefahren so schnell wie möglich zu reagieren, beispielsweise, um sich vor dem Angriff eines Höhlenbären oder einer Steinlawine zu schützen. Heute bringt diese Strategie jedoch nur noch

wenig. Die Anforderungen sind mittlerweile weitaus komplexer als früher, sodass ein abrupter Wechsel der Gangart am ehesten den Misserfolg beschleunigt, der dann seinerseits für neue Beunruhigung sorgt, sodass man schließlich in einem Circulus vitiosus der Fehlschläge herumrennt wie ein Hamster in seinem Laufrad.

Für eine Heilung vom Prostatakrebs ist es erst recht sinnvoll, sich in Geduld zu üben. Denn gerade dieser „Langsamkeitskünstler" unter den Tumoren hat in dem Moment, in dem er als Problem erkannt wird, meistens schon eine jahrelange Entwicklungsgeschichte hinter sich. Warum sollte er uns daher binnen weniger Wochen einfach in Ruhe lassen? Dass er operiert wurde, heißt ja nur, dass *ein* Therapieschritt gegen ihn unternommen wurde, es heißt aber nicht, dass damit alles erledigt wäre.

Der Mensch der Moderne macht gerne den Fehler, dass er nach schnellen Lösungen für seine Probleme sucht, auch bei seinen Krankheiten. Doch die gibt es nicht. Erst recht nicht bei einer derart komplexen Erkrankung wie dem Krebs. Üben Sie sich also in Geduld! Bedenken Sie außerdem: Wer Prostatakrebs bekommt, ist in der Regel kein Jüngling mehr. Sein Körper heilt nicht mehr so wie zu der Zeit, als er noch zwanzig war. Dieselben Heilungsschritte, die damals drei Wochen dauerten, nehmen bei einem Fünfzig- oder Sechzigjährigen das Doppelte, wenn nicht sogar das Dreifache an Zeit in Anspruch. Nehmen Sie also das Tempo aus Ihrer Heilungsgeschichte heraus, sonst wird sie erst recht wie in Zeitlupe ablaufen, da unser Körper unter Stress an Funktionsfähigkeit verliert!

Meine Erfahrung von Bad Wildungen war: Die Ungeduldigen pinkeln noch heute in die Hose – und an eine Erektion wagen sie gar nicht mehr zu denken! Und die Geduldigen? Als der geduldige Klaus-Peter mit seiner Frau die Klinik verließ, war er praktisch trocken. Ich beschloss, es ihm gleich zu tun.

## Der Kopf entscheidet und nicht das beste Stück

Dodo deckte mich mit Zeitschriften und Büchern ein, um mich zu zerstreuen. Ansonsten absolvierte ich mein tägliches Programm, wobei ich mir fest vornahm, mich an den kleinen Fortschritten emporzuhangeln. Falls es einmal beim Beckenbodentraining nicht so wie gewünscht klappte, nahm ich es mit Humor. Und dazu brauchte ich mich noch nicht einmal besonders albern anzustellen. Denn wenn gestandene Männer versuchen, Muskeln im Beckenbereich zu aktivieren, von denen sie vorher nicht einmal wussten, dass sie existieren, ist das lustig genug – das muss man gar nicht mehr lustig machen. Am Anfang der Übungen versuchten wir alles über eine Anspannung der Bauchmuskeln zu lösen, weil das in der Regel die einzigen Muskeln im Beckenbereich sind, die wir kennen – beispielsweise vom Klo. Und genauso sehen die meisten Männer zu Beginn der Beckenbodenübungen aus: wie bei einer langen und im wahrsten Sinne harten Sitzung auf dem Klo. Wer sich dabei ernst nimmt, hat von vornherein verloren. Darüber kann man nur lachen – und dann vorwärts blicken mit dem Ziel, irgendwann nicht mehr wie bei einer „Schietsitzung" auszusehen.

Überhaupt hat so ein Leben in einer Kurklinik, speziell in einer Kurklinik für Prostataoperierte, reichlich Amüsantes zu bieten. Als ich an einem sonnigen Spätnachmittag einen Spaziergang zum nahe gelegenen Kurgarten machte – ein riesiger Park mit seltenen, wohlgeformten Bäumen und einem Natursee, auf dem sich gackernde Enten und schneeweiße Schwäne tummelten, traute ich meinen Augen nicht …
Am Eingang hockte eine aus rotem Sandstein gehauene voluminöse „Schönheit" mit rubensschen Ausmaßen. Sie streckte mir ihren prallen Hintern entgegen, hatte den einen Arm lasziv herausfordernd auf ihrer Hüfte abgestützt und der

andere lag kess auf dem Oberschenkel. Als ich sie neugierig umrundete, strahlten mich zwei feste Brüste an, deren Brustwarzen spitz nach vorne zeigten und in der untergehenden Sonne sanft weichgezeichnet wurden. Hony soit qui mal y pense (ein Schelm, der Böses dabei denkt). Na, Mahlzeit, dachte ich, was mag wohl in den armen, frischoperierten „Schweinen" vorgehen, die tröpfelnd den Park besuchen und in ihrem Innern noch mit der Tatsache einer möglichen Impotenz kämpfen?

Mit Wolfgang, dem Marathonläufer, hatte ich ein längeres Gespräch über Sex und Impotenz. Er litt unter der Vorstellung, nie wieder „können zu können", als hinge sein Leben davon ab. Er fragte mich, ob ich seit meiner Operation schon wieder eine Erektion gehabt hätte. Ich antwortete ihm, dass ich es nicht wisse.
„Wie, du weißt es nicht?"
„Na ja, ich hatte ehrlich gesagt in letzter Zeit andere

Gedanken. Und ob ich nachts eine der üblichen Erektionen hatte, weiß ich nicht. Ich hab' einen ziemlich festen Schlaf."

„Aber du wirst doch schon mal ausprobiert haben, ob es noch geht, oder?"

„Nee, warum denn? Ich glaube nicht, dass ich hier in der Klinik ernsthaft Sex haben werde."

„Aber du willst doch wissen, ob es in der Zukunft klappen wird, oder?"

„Dafür hab' ich noch Zeit genug, wenn die Zukunft gekommen ist. Jetzt kümmere ich mich erst einmal darum, überhaupt noch eine Zukunft zu haben. Immerhin sind wir hier in Behandlung, weil wir einen lebensbedrohlichen Tumor in unserem Körper hatten, oder?"

Wolfgang stutzte eine Weile. Doch man merkte, dass ihm der Gedanke an seine mögliche Impotenz keine Ruhe ließ. Er hörte sich in Bad Wildungen sämtliche Vorträge zum Thema Potenzschwäche und ihre Behandlungsmöglichkeiten an und gähnte regelmäßig, wenn ich ihm erzählte, dass Mann und Frau durchaus auch jenseits des Koitus zu sexueller Erfüllung finden könnten. Auch wenn man erwähnte, dass man nicht den Fehler machen sollte, die Potenzschwäche eingleisig auf die Prostataoperation zurückzuführen, insofern ja bei vielen Männern im typischen Prostatakrebsalter von fünfzig bis fünfundsechzig bereits vorher Potenzprobleme existieren würden, klinkte sich Wolfgang aus. Davon wollte er nichts wissen. Immerhin lief er ja Marathon. Er horchte erst dann begierig auf, wenn die Potenzspezialisten von Bad Wildungen über die technischen und medizinischen Lösungen des Problems referierten. In einer ehrlichen Minute erzählte Wolfgang mir, dass er täglich seinen Penis bearbeiten würde, um zu testen, was lief. Es lief, wie er enttäuscht zugab, nichts. Er konnte sich zwar zum Orgasmus bringen, doch nicht zur Erektion. Wolfgang war tieftraurig. Ein durchtrainierter, aber erschütterter Athlet, dem eines seiner wichtigsten Körperteile, wenn nicht sogar sein wichtigster Körperteil schlechthin, den Gehorsam verweigerte. Wolfgang hatte nicht begriffen, dass die wahre Ursache für seine Potenzprobleme nicht zwischen seinen Beinen lag, sondern zwischen seinen Ohren.

Doch Wolfgang war nicht der Einzige, der so einseitig dachte. Die Vorträge über Sex und Potenzstörungen, die wir übrigens freiwillig, jenseits unseres Pflichtprogramms besuchen durften, waren bei allen Männern ungemein beliebt. Selbst Achtzigjährige mit dem Urinbeutel unterm Arm saßen mucksmäuschenstill da, hingen den Ärzten an den Lippen und wollten in den anschließenden Diskussionen alle Hilfsmittel haarklein erklärt und vorgeführt bekommen von der Vakuumpumpe bis zur standing-up machenden Spritze in den Penis.

Der absolute Renner war natürlich Viagra. Der Referent wurde regelrecht mit Fragen zu der Potenzpille bombardiert. Wirkt sie tatsächlich? Wie teuer ist sie? Wer zahlt die

Kosten? Komischerweise fragte kaum einer nach den Nebenwirkungen. Offenbar waren die meisten Männer bereit, ihre Gesundheit aufs Spiel zu setzen, nur um noch einmal „können zu können". Und dabei zählt Viagra keinesfalls zu den risikoarmen Potenzhilfen.

## Potenzmittel – was hilft und was nicht?

VIAGRA

Zweifelsohne der Star unter den aktuellen Potenzmitteln. Viagra ist ein Produkt des amerikanischen Pharmakonzerns Pfizer und wurde ursprünglich mit der Zielvorstellung eines Herzmedikaments entwickelt. Weswegen man auch ziemlich überrascht war, als einige Teilnehmer der Zulassungsversuche über auffällig gute Erektionen seit der Einnahme des Herzmittels berichteten. Und so schwenkte man auf Potenzmittel um. 1998 erhielt Pfizer – zunächst in den USA – die Zulassung für den Handelsnamen Viagra. Mit der Indikation: „nichtorganische Impotenz". Hauptwirkstoff von Viagra ist Sildenafil. Er wirkt nur im Penis selbst. Dort blockiert er ein Enzym namens Phosphdiesterase, das als Hauptverantwortlicher für hohe Muskelspannung und der darauf folgenden „Blutblockade" in den Schwellkörpern gilt. Wird es ausgeschaltet, kann das Glied ungehindert anschwellen.

Viagra fördert also nicht die sexuelle Lust, sondern nur das „mechanische Stehvermögen". Seine Erfolgsquoten sind beachtlich, doch weit entfernt von der Hundertprozentmarke. Es hilft bei etwa siebzig bis achtzig Prozent aller Potenzstörungen, bei Potenzschwäche infolge einer Prostataoperation ist die Quote noch erheblich geringer. Ich habe mit vielen Männern gesprochen, die nach ihrem Klinikaufenthalt zu Viagra gegriffen hatten – die meisten waren enttäuscht. Dafür birgt das Mittel eine ganze Reihe von Risiken. Mittlerweile werden schon Hunderte von Toten mit ihm in Verbindung gebracht, die an Mors in coito, an Herz-Kreislauf-Versagen während des Geschlechtsaktes kollabierten. Zu den weiteren möglichen Nebenwirkungen zählen Kopfschmerzen, Gesichtsrötungen und Sehstörungen. Außerdem tritt Sildenafil mit vielen anderen Medikamenten in Wechselwirkung. Wenn man bedenkt, dass gerade kranke Männer mit hohem Arzneimittelkonsum zu Viagra greifen, ist das ein Problem. Inzwischen gibt es Viagra nicht nur in einer, sondern in drei Stärken (25, 50 oder 100 mg), sodass eine differenzierte Therapie möglich ist. Allerdings ist auch der Preis mit 102,83 Euro (25 mg), 123,53 Euro (50 mg) und 160,84 Euro (100 mg) für je zwölf Filmtabletten sehr teuer.

Neben Viagra gibt es noch LEVITRA von Bayer und CIALIS von Lilly Pharma, die sich nur unwesentlich unterscheiden, was die Zeitdauer der Erektion anbelangt. Der sexuellen Stimulation bedürfen alle drei.

DAMIANA (Turnera diffusa).

Damiana ist eine der ältesten Heilpflanzen der Indianermedizin, sie wird dort schon seit Jahrtausenden zur Behandlung von Nerven- und Muskelschwäche eingesetzt. In mehrtägigen Kuren soll sie Frauen bei Unfruchtbarkeit und Gebärmutterschwäche sowie Männern bei Impotenz und Zeugungsschwäche helfen. Damiana enthält den Bitterstoff Damianin sowie ätherische Öle, braunes Harz, Tannin und große Mengen an Stärke und Chlorophyll, die möglicherweise die kräftigenden und aufbauenden Effekte des Krauts erklären. Für die potenzstärkenden und aphrodisierenden Wirkungen von Damiana gibt es noch keine chemische Erklärung. Nichtsdestoweniger konnte in einer Laborstudie nachgewiesen werden, dass Damiana sanft anregend auf das zentrale Nervensystem wirkt. Sie schneidet in Vergleichstests unter den potenzsteigernden Heilpflanzen immer wieder besonders gut ab. Anwender des Krauts berichten, dass es generell den Bluttransport zum Unterleib fördert. Bei normaler Dosierung (zwei Esslöffel pro Tag) sind keine Nebenwirkungen zu befürchten, es wird jedoch generell empfohlen, die Anwendung nicht länger als drei Wochen dauern zu lassen. Und das allein macht Damiana bei einem durch Prostataoperation potenz-schwachen Mann zu einem Mittel der zweiten Wahl – denn er sucht ja in der Regel nach etwas, das ihm längerfristig hilft.

MUIRA PUAMA (Ptychopetalum olacoides).

Der Busch Ptychopetalum olacoides kommt aus dem Amazonasgebiet und sein Wurzelholz wird dort unter dem Namen „Muira puama" schon seit Langem als Aphrodisiakum und Potenzmittel eingesetzt. In den Zwanzigerjahren wurde es auch in der Naturheilkunde US-Amerikas und Europas unter dem Namen „Potenzholz" bekannt. Die lust- und potenzstabilisierenden Wirkungen von Muira puama sind klinisch belegt. In einer Studie des Pariser Sexualforschers Doktor Jacques Waynberg – durchgeführt an 262 Patienten mit Impotenz und sexueller Unlust – zeigte sich das Mittel als überaus wirksam. Von den mit Muira puama behandelten Patienten mit sexueller Unlust berichteten zweiundsechzig Prozent von deutlichen Besserungen ihres Zustandes, von den Patienten mit Erektionsproblemen waren es einundfünfzig Prozent – eine Quote, die gerade bei dieser Erkrankung als sehr hoch einzustufen ist. Hervorzuheben ist weiterhin, dass in der

Studie keinerlei Nebenwirkungen beobachtet wurden.

Eine weitere französische Studie mit hundert männlichen Patienten ergab bei siebzig Prozent eine Stärkung der Libido, bei sechsundsechzig Prozent eine Steigerung der wöchentlichen Beischlaffrequenz und bei ebenfalls sechsundsechzig Prozent ein Nachlassen von Müdigkeit. Diese Untersuchung zeigt, dass Potenzholz nicht nur bei Sexualstörungen, sondern generell bei Müdigkeits- und Erschöpfungszuständen hilfreich sein kann. Nebenwirkungen sind nicht bekannt. Mittlerweile gibt es Muira puama in Form zahlreicher Präparate.

YOHIMBE (Pausinystalia yohimbe).

Die Innenrinde des Yohimbe-Baums wird in seiner Heimat Süd- und Westafrika schon seit Langem als Aphrodisiakum verwendet. Früher wurden angeblich riesige Mengen an Yohimbe-Abkochung getrunken, um wilde Orgien feiern zu können. In solchen Berichten schwingt freilich viel

Legendäres mit – die sexuellen Ausschweifungen von archaischen Völkern entspringen weniger der Realität als dem Wunschdenken einiger fantasievoller (und sexuell frustrierter) Zivilisationsmenschen. Nichtsdestoweniger existieren eindrucksvolle Studien, die den sexuell anregenden Effekt von Yohimbe belegen, nicht umsonst wird die Pflanze bzw. ihr Hauptwirkstoff mittlerweile in zahlreichen Präparaten angeboten.

Hauptwirkstoff ist ein Alkaloid namens Yohimbin, das erstmals 1896 durch einen deutschen Chemiker aus der Rinde des Yohimbe-Baums extrahiert wurde. Yohimbe wirkt als sogenanntes Sympathikolyticum. Das heißt, dass es den sympathischen Anteil in unserem vegetativen Nervensystem hemmt. Die Folge: Die Blutgefäße in den äußeren (peripheren) Gewebeschichten werden weit gestellt, dadurch sinkt der Blutdruck, man spürt eine wohlige Wärme in der Haut und einen deutlichen Blutzufluss in Richtung Geschlechtsorgan. Yohimbin sensibilisiert außerdem bestimmte Schaltstellen in unserem Sakralmark – also in den Nervenzentren unseres Kreuzbeins. Dies bedeutet konkret: Es reichen bereits geringe Reize aus, um deutliche Empfindungen im Unterleib und damit auch Lustgefühle auszulösen.

Yohimbe ist allerdings als Mittel, das in die Blutverteilung und zentralen Steuerungseinheiten unseres Körper eingreift, nicht unproblematisch. Zu den dokumentierten Nebenwirkungen gehören Magenbeschwerden, Durchfall, Leberschäden und Herzjagen. Menschen mit Nieren- und Leberschäden wird prinzipiell von dem Verzehr stark alkaloidhaltiger Pflanzen wie der Yohimberinde abgeraten. Achtung: Yohimbin verstärkt die Wirkung von Antidepressiva und hemmt die Wirkung des Blutdrucksenkers Clonidin!

## SKAT

Wird zwar geschrieben wie Deutschlands beliebtestes Männerkartenspiel, doch aus dem Schneider kommt hier niemand. SKAT steht für „Schwellkörper-Autoinjektionstherapie". Das heißt, dass sich der Mann jedes Mal, wenn er es braucht, eine Spritze mit einer prostaglandinähnlichen Substanz setzt, die für eine Erektion sorgen soll. Die Erfolge sind jedoch oft mäßig, die Erektion bleibt vor allem an der Peniswurzel oft schwach, sodass die Steifheit des Gliedes nicht für den Sex ausreicht. Zudem muss der Anwender, ähnlich wie ein Diabetiker, den Umgang mit einer Spritze lernen, ganz zu schweigen davon, dass von spontanem Sex bei solch einer Methode keine Rede mehr sein. Aber diese Einschränkung gilt ja auch für viele andere Potenzmittel, so auch für Viagra. Mittlerweile gibt es übrigens eine „spritzenlose" Variante von SKAT, bei der das Medikament per Pille oder Zäpfchen in die Harnröhre eingeführt wird.

## War mein Lebensstil schuld?

Mehr als die Problematik der Potenz interessierte mich, wie ich dafür sorgen konnte, keinen Krankheitsrückfall zu bekommen. Denn auch wenn die Prostata entfernt ist, heißt das nicht, dass man nie wieder Prostatakrebs bekommen kann. Es können noch Krebszellen im Körper sein und sich wieder zu einem Tumor ausbilden. In der Fachsprache nennt man das ein Rezidiv. Ich stellte mir also die Frage, was ich tun konnte, wie ich mein Leben gestalten sollte, um möglichst kein Rezidiv zu bekommen.

Ich analysierte meinen Lebensstil und fahndete – auch im Kontext der Erkenntnisse, die man mir in Bad Wildungen vermittelte – nach den möglicherweise krebsriskanten Schwachstellen, und wie man sie gegebenenfalls vermeiden könnte.

Beim Alkoholkonsum brauchte ich nicht viel zu ändern.

Schnaps und Bier trank ich selten. Allerdings leerte ich fast jeden Abend ein paar Gläser Wein. Ich beschloss, ganz von Weiß- auf Rotwein umzusteigen, denn nur dort finden sich nennenswerte Mengen der Gerbstoffe, die als antioxidativ und damit als möglicher Krebsschutz gelten. Außerdem sollte die Marke von einer halben Flasche am Abend möglichst nicht mehr überschritten werden. Den Kaffee schmiss ich ganz raus und trank fortan nur noch grünen Tee, Tenka-Ichi, aus der ersten Pflückung. Ob das wirklich vor Krebs schützt, sei dahingestellt. Doch über Kaffee hörte man immer wieder negative Äußerungen, und dann immer wieder Entwarnungen. Ich wollte nicht darauf warten, bis sich die Wissenschaftler endlich geeinigt haben, ob Kaffee gut oder schlecht für unsere Gesundheit sei. Also stieg ich auf grünen Tee um. Mit dem Rauchen aufhören musste ich nicht, denn daran hatte ich noch nie etwas finden können. Dafür beschloss ich, den Stress ein wenig herauszunehmen und meine geschäftlichen Angelegenheiten mehr zu delegieren. Mit sechsundsechzig Jahren muss man sich und anderen nichts mehr beweisen. Eigentlich muss man das auch vorher nicht, doch als Mann im rentenfähigen Alter konnte ich leichter davon lassen. Ganz auf Arbeit wollte ich jedoch nicht verzichten. Denn ich war ja insgesamt fit, zudem machte mir das Arbeiten noch Spaß. Und der Prostatakrebs hatte mich auch nicht zu einem arbeitsunfähigen Wrack gemacht. Im Gegenteil. Ich wollte ihn als Krankheit nehmen, die er war: ernst und keineswegs zu bagatellisieren, doch auch keine Katastrophe.

Unsicher war ich mir zunächst, was ich in puncto Ernährung unternehmen sollte. Denn das, was mir die Ernährungsberater in Bad Wildungen erzählten, war mir oft schon bekannt. Ich gehöre zu den Männern, die gerne selbst kochen. Und ich wusste auch von den Vorzügen einer mediterranen Kost. Die Verwendung von Olivenöl sowie reichlich Gemüse und Fisch hatte bei uns im Haushalt

Tradition, da musste ich nicht mehr viel ändern. Als ich jedoch im Internet und in anderen Medien zum Thema Prostatakrebs und Ernährung recherchierte, stieß ich immer wieder auf einen ganz bestimmten Stoff: Lycopin. Ein Stoff, der vor allem die Tomaten rot macht. Ich hatte von ihm vorher noch nicht viel gehört. Ich wusste zwar, dass er zu den Carotinoiden zählt, die wir ja bekanntlich vor allem von den Karotten her kennen. Aber dass Lycopin ein *ganz besonderes* Carotinoid ist und gerade in der Prostatakrebsvorbeuge eine Schlüsselrolle spielt, das wusste ich nicht. Wer also Tomaten roh ist, kriegt keinen Prostatakrebs? So einfach ist das natürlich nicht. Die Tomaten (größere Mengen) müssen gekocht werden, dann kann Lycopin schützen, aber natürlich nicht hundertprozentig.

**Rettete ich meinem Mann das Leben?**

Mein Mann behauptet, ich habe ihm das Leben gerettet. Ob es wirklich so war? Vielleicht habe ich tatsächlich etwas dazu beigetragen, dass wir beide noch immer gemeinsam durchs Leben gehen können. Doch der erste Impuls dazu kam von unserem amerikanischen Freund Peter, der – selbst erkrankt – meinem Mann ganz dringend riet, seine Prostata regelmäßig kontrollieren zu lassen. In dem Gespräch damals wurde mir zum ersten Mal richtig bewusst, wie wichtig diese Krebsvorsorge für Männer ist. Wir Frauen sind ja an die regelmäßigen Besuche beim Gynäkologen und die Mammografie alle zwei Jahre längst gewöhnt. Ich bin sicher, dass wir Frauen ein besseres Körpergefühl haben, dass wir aufmerksamer in uns hineinhorchen und spüren, wenn etwas nicht stimmt. Dieses Körperverständnis ist bei Männern wohl weniger ausgeprägt. Es ist schon merkwürdig, dass Männer ihr Auto ganz selbstverständlich regelmäßig zur Inspektion in die Werkstatt fahren, die Kontrolle und Sicherheit ihres eigenen Körpers aber offenbar für weitaus weniger wichtig erachten. Dazu kommt, dass allein schon der Gedanke an die Form der Untersuchung Angst erzeugt.

So ist es verständlich, dass auch mein Mann nach der Unterhaltung mit seinem Freund zwar nachdenklich geworden war, aber noch weit davon entfernt, sich tatsächlich bei einem Urologen einen Termin geben zu lassen. Wenn Sie diese Situation kennen, heißt das: Jetzt sind Sie gefragt! Sie müssen wahrscheinlich viel Geduld, Hartnäckigkeit und Überzeugungskraft investieren, um Ihren Mann zum Prostata-Check zu bewegen. Die Argumente haben Sie auf Ihrer Seite: Vorsorge kann Leben retten. Beispiele von Betroffenen aus dem Bekanntenkreis können Sie unterstützen. Aber Sie sollten auch beruhigen: Es geht bei der Untersuchung nicht ausschließlich darum, bösartige Tumoren zu erkennen, sondern zunächst einmal und in den allermeisten Fällen um eine Bestätigung dafür, dass alles in Ordnung ist.

Längst nicht jede Veränderung der Prostata oder jeder erhöhte PSA-Wert bedeutet Krebs. Und falls tatsächlich diese Diagnose gestellt wird, dann gilt es, sich bloß nicht verrückt machen zu lassen, sondern ganz in Ruhe zu überlegen, zu recherchieren, sich zu informieren und Alternativen zu diskutieren. Unsere Erfahrungen und Informationen können Ihnen vielleicht dabei nützlich sein. Tendenziell wird entschieden zu häufig operiert.

Bei meinem Mann verlief die Untersuchung zunächst Jahr für Jahr ohne Befund. Dass er immer allen freudestrahlend erzählte, wie wunderbar intakt seine Prostata sei, ängstigte mich manchmal ein wenig. Hieß das nicht, das Schicksal herauszufordern? Der Arzt versicherte ihm sogar, dass seine Prostata die eines vierjährigen Jungen sei! Wow – wer macht sich da noch Gedanken? Ich bin immer ein bisschen skeptisch oder – besser gesagt – sogar ein wenig abergläubisch bei solchen Äußerungen. Schnell kann sich das Blatt wenden, wie wir ja am eigenen Leib erfahren haben.

Als dann tatsächlich eintrat, an was wir nie gedacht hatten, bestätigte sich wieder meine „Ängstlichkeit" bei dieser Art Äußerungen. Kennen Sie das nicht auch? Wenn man sagt: „Mein Auto ist schon so alt und hatte noch nie eine Panne" folgt die erste Panne auf dem Fuße! Als sich eine radikale Operation als unumgänglich erwies, waren wir uns sicher: Wir schaffen das. Bei dieser Überzeugung blieben wir auch, nachdem Professor Marx uns über die Risiken und möglichen Folgen wie Inkontinenz und Impotenz aufgeklärt hatte. Natürlich war mein Mann der Kranke, trotzdem kann man sagen, dass bei Prostatakrebs die Ehefrau oder Partnerin in besonderer Weise zur Mitbetroffenen wird. Ich weiß nicht, ob Beziehungen daran scheitern, eine echte

Herausforderung für die Partnerschaft ist dieser Krebs aber in jedem Fall.

Mir fiel es schwer, zu akzeptieren, dass mein Mann alles mit sich allein abmachen wollte. „Du brauchst nicht jeden Tag zu kommen", sagte er, als er nach der Operation im Krankenhaus lag. Immer wieder musste ich vermitteln und die Wogen glätten, wenn Freunde und Familienangehörige beleidigt waren, weil er sich sowohl Besuche wie Anrufe verbeten hatte. Auch für mich selbst war es nicht einfach, ihm nicht helfen zu dürfen. Ich versuchte, zumindest sein Zimmer gemütlich und farbig zu gestalten, auch ohne Blumen.

Meine Mutter konnte sein Verhalten überhaupt nicht verstehen und reagierte ziemlich pikiert. Einmal brachte ich zum Amüsement der Schwestern sogar einen Topf mit seinen Lieblingsspaghetti mit in die Klinik. Knoblauchduft zog durch die Etage und verbreitete einen Hauch von

Urlaubsstimmung.

War es mir insgesamt gelungen, die Zeit von der Diagnose bis zur Operation einigermaßen gelassen zu überstehen, so gab es anschließend doch eine Situation, in der es mir den Boden unter den Füßen fortriss. Ich war dabei, als Professor Marx das Resultat des Eingriffs verkündete: „Ich habe eine gute und eine schlechte Nachricht für Sie." Dann erklärte er, dass Lymphe und Knochen nicht befallen seien, dass aber leider doch an einer Stelle der Prostata bereits Krebszellen ausgetreten seien. In diesem Moment fühlte sich mein Körper blutleer an, der Schock war gewaltig. Ich dachte, ich kippe um.

Mir wurde überdeutlich klar, wie groß die Bedrohung für das Leben meines Mannes gewesen war, wie knapp er sie überlebt hatte und dass noch nicht alle Gefahren überstanden waren. Nach einer Weile verwandelte sich meine Furcht in Wut. Ich war ungeheuer wütend auf den ersten Urologen, der bereits im Mai bei der Untersuchung erhöhte PSA-Werte festgestellt, sie aber meinem Mann nicht mitgeteilt hatte. Dadurch war wertvolle Zeit ungenutzt verstrichen. Ich finde das Verhalten des Arztes auch im Rückblick noch unglaublich und fahrlässig. Und ich weiß, dass es richtig war, damals meinen Mann solange zu nerven, bis er selbst in der Praxis anrief und Auskunft verlangte. Vielleicht hat ihm das letztlich das Leben gerettet. Dass mein Mann hier nicht von sich aus gleich aktiv wurde, finde ich verständlich. Er vertraute dem Arzt – schon wegen der früheren „Prostata-eines-Vierjährigen-Diagnose" und den fast freundschaftlichen Gesprächen mit ihm. So geht es bestimmt vielen Betroffenen. Eine Situation, in der Sie als Partnerin ganz besonders gefordert sind. Wenn Sie das Gefühl haben, es wird verzögert, wo eigentlich rasches Handeln nötig wäre, lassen Sie nicht zu, dass Ihr Partner sich die Lage schönzureden versucht, nach dem Motto: Es wird schon nichts sein. Fordern Sie mit Nachdruck, dass er sich und Ihnen Gewissheit verschafft, auch zum Wohle Ihrer

Beziehung. Denn in einem Schwebezustand lässt es sich nicht unbeschwert miteinander leben.

Die Zeit nach der Prostataoperation ist von zentraler Bedeutung für Ihre gemeinsame Zukunft. Werden Sie den Rest Ihres Lebens einen inkontinenten und impotenten Mann an Ihrer Seite haben oder nicht? Wie wird sich alles entwickeln?

Mein Mann ging mit bewundernswertem Eifer daran, das Inkontinenzproblem in den Griff zu bekommen. Die Reha war dabei sehr hilfreich. Ich habe ihn unterstützt, so gut und so weit es nur ging und er es zuließ. Von uns Frauen sind in dieser Phase der Rekonvaleszenz, die übrigens sehr lange dauern kann, besondere Sensibilität und Zurückhaltung gefordert. Es geht um ihr „bestes Stück", und da sind Männer nun mal extrem empfindlich und leicht zu verletzen. Auch wenn Sie – wie wir – zuvor sehr direkt und locker über Sex gesprochen haben, sollten Sie sich jetzt zurückhalten.

Witzige Bemerkungen und Ironie sind völlig fehl am Platz und verunsichern in dieser Lage auch den selbstbewusstesten Kerl.

Professor Marx war es gelungen, die Nervenstränge zu erhalten. Und wenn es nicht so gewesen wäre? Es wäre keine Katastrophe gewesen. Wie wir sind die meisten Betroffenen in einem Alter, in dem nicht mehr unbedingt die Schmetterlinge im Bauch flattern. Man hat schon viel gemeinsame Zeit miteinander verbracht. Und es gibt so viele andere Möglichkeiten, einander auch körperlich nah zu sein und erotische Momente zu erleben. Viel wichtiger ist doch, dass man noch gemeinsam leben und erleben kann.

Doch es gab auch Rückschläge. Mein Mann musste eine Bestrahlungstherapie (34 Tage) machen, weil die abartigen Zellen an einer Stelle ausgetreten waren, und man kein Risiko eingehen wollte. Neue Ängste und neue Herausforderungen galt es zu bestehen.

Die täglichen Bestrahlungen in der Uni-Klinik Merheim waren anstrengend, aber er meisterte sie bestens. Er vermied Stress, ruhte sich danach aus, trank viel stilles Wasser und schwemmte so mit Sicherheit einiges der negativen Strahlenbelastung aus dem Körper. Der Test danach war super und das normale Leben konnte wieder weitergehen.

Schon komisch, früher taugte das Thema Prostata im Freundeskreis nur für schale Witze. Wenn ein Mann am Abend ständig zum Klo rannte, hieß es: „Ach, hast du's mit der Prostata?" Mit solchen Äußerungen wurden Abwehr und Schamgefühl nur verstärkt. Seit wir jedoch auch im Bekanntenkreis offen über die Erkrankung meines Mannes sprechen, hören wir viele Geschichten von anderen Betroffenen, können uns über Ängste und Probleme austauschen, haben viele motivieren können, sich

Gedanken über den Sinn der Vorsorge zu machen, und manchen dazu gebracht, regelmäßig zum Prostata-Check zu gehen.

Wenn ich mich frage, wie unser Leben ohne die Krankheit meines Mannes verlaufen wäre, dann bin ich froh, sagen zu können: nicht anders, als es gelaufen ist! Wir haben immer auf uns geachtet, sind immer leidenschaftlich gern und viel gereist, haben das Genießen und Erleben nie in eine ungewisse ferne Zukunft geschoben, sondern in der Gegenwart verwirklicht. Und so werden wir es weiterhin machen, vielleicht sogar noch ein wenig intensiver. Mein Mann jedenfalls liebt das Abenteuer heute mehr denn je. Wir wissen jetzt, dass wir es schaffen, schwierige Situationen zu meistern. Ob wir mit dem Auto im Wüstensand feststecken, im Flussbett zwischen glitschigen Steinen festsitzen oder der Krebs sich noch einmal hervorwagen sollte: Wir vertrauen auf unsere Kraft und unser Glück.

Als mein Mann später noch eine Hormonentzugstherapie

machen musste, stellte ich fest, dass sein Interesse für weibliche Reize verschwand, woran man sich erst gewöhnen muss. „Freundlicherweise" tritt die Krankheit ja meistens im vorgerückten Alter auf, wo die meisten sich bereits ausgetobt haben, aber auch mit Mitte sechzig gehört man noch nicht zum alten Eisen. Nachdem die schonungsvolle OP ein Sexleben weiter möglich machte, verschwindet bei dem Hormonentzug das Sexbedürfnis so allmählich.

Interessant ist allerdings, dass beim Aussetzen der Therapie der Blick auf die Reize und das Bedürfnis zurückkehren. Das ist zwar bei vielen kein unwesentlicher – aber eigentlich ein völlig nebensächlicher Schauplatz, wenn es um das Inschachhalten des Raubtiers geht. Wie viele schöne Dinge kann man gemeinsam machen – ohne es immer gleich zum Äußersten kommen zu lassen.

Die Krankheit mit all ihren Nebenschauplätzen ist eine Bewährungsprobe für eine Partnerschaft, aber wenn man sich wirklich liebt – kein Problem.

Diese neue Erfahrung hat uns noch mehr zusammengeschweißt und wir haben den richtigen Weg gefunden, damit umzugehen, was ich nur allen Betroffenen von Herzen wünschen kann.

## Der Wimpernschlag, der trocken macht

Mein Aufenthalt in Bad Wildungen neigte sich dem Ende zu. Das tägliche Training fruchtete bereits. Ich war kurz davor, „trocken" zu werden. Wenn ich hustete oder kräftig lachte, kamen noch ein paar Tröpfchen, doch das passiert ja auch anderen in meinem Alter. Ich kündigte meiner Frau an, dass ich demnächst zu Hause mein Beckenbodentraining fortsetzen wollte. „Das sieht dann zwar etwas merkwürdig aus", sagte ich, gewissermaßen als vorauseilende Entschuldigung, „doch ich denke, dass ich diese Übungen bis an mein Lebensende machen werde. Besser ein paar Minuten pro Tag komisch wirken, als ständig in die Hosen zu pinkeln. Das eine mag zwar lächerlich *aussehen,* doch das andere *ist* wirklich lächerlich." Zu meinem Erstaunen reagierte Dodo gar nicht auf meine Versuche, die anstehenden „Wimpernschlagexperimente" zu rechtfertigen, sondern bot sich direkt an, die Übungen mitzumachen.

„Denn du wirst es nicht glauben", sagte sie grinsend, „auch Frauen haben einen Beckenboden." Man kann nicht früh genug eventuellem „Tröpfeln" vorbeugen.

Seitdem hocken und liegen wir jeden Tag für zwanzig Minuten beckenbodentrainingsweise nebeneinander. Es soll Ehepaare geben, die weniger Gemeinsamkeiten haben.

Den Abschluss meiner Kur sollte die Weihnachtsfeier der Klinik bilden. Sie fand einen Tag vor Heiligabend statt. Ich bin nicht unbedingt ein großer Anhänger von solchen Veranstaltungen, doch die Aussicht auf ein paar Augenblicke der Besinnung hatte für mich gerade in Anbetracht unserer Situation etwas Anheimelndes.

Meine Frau besuchte mich, wohnte im Hotel und wir hatten ein leckeres Weihnachtsessen dort. Ich durfte sogar eine Nacht mit ihr im Hotel verbringen.

Leider wurde unsere Stimmung sehr getrübt, da am zweiten Feiertag der Tsunami in Thailand wütete und mehr als

300.000 Menschen ihr Leben verloren. Da wird man ganz klein, und die eigenen Sorgen und Ängste werden stark minimiert.

In Krisenzeiten hangelt man sich doch gerne an Ritualen entlang, oder? Offenbar war ich mit dieser Einstellung nicht mehrheitsfähig. Die überwiegende Mehrheit meiner Klinikgenossen war ganz und gar nicht in Feierlaune. Wolfgang etwa sagte: „So ein Scheiß. Wer von uns ist denn schon in der Stimmung, Geschichten vom Mann mit Sack und Rute zu hören."

Die anderen lachten, war ja auch ein guter Spruch. Doch er zeigte auch: Wolfgang – und er war damit wahrlich nicht allein – konnte einfach nicht anders, als pausenlos an *seinen* Sack und *seine* Rute zu denken. Wolfgang ist übrigens heute immer noch impotent. Den gläubigen Klaus-Peter hingegen habe ich erst kürzlich wieder gesprochen. Er gestand mir, dass er mit seiner Frau mittlerweile wieder „auf allen Gebieten einen Heidenspaß" hätte. Das war das erste

Mal, dass er überhaupt *das* Thema auch nur andeutete. Was wieder mal deutlich macht: Über ein Problem reden heißt oft auch, es überhaupt erst zu einem Problem zu *machen.*

Die Weihnachtsfeier verlief mehr oder weniger zäh. Der Chor mühte sich redlich ab, uns bei den einschlägigen Weihnachtsliedern zum Mitsingen zu bewegen. Doch die Rückmeldung war eher kläglich, die meisten bewegten allenfalls die Lippen mit – Stimmung downunder. Hier hätte selbst der ewig fröhliche Roberto Blanco gegen Betonwände angesungen. Zu allem Überfluss wurden auch noch Reden gehalten. Klar, dass auch Chefarzt Professor Otto sprechen musste. Er war ein eloquenter und sympathischer Mann, der schon allein mit seiner Kompetenz beruhigend auf die Patienten wirkte, doch hier hatte er es schwer. Und er merkte es. So versuchte er, möglichst nichts Falsches zu sagen, wodurch seine Ansprache ziemlich ereignislos blieb.

Was ihm nicht übel zu nehmen war – denn er hatte Angst, noch weiter Öl ins Feuer der Unzufriedenen und Unglücklichen zu gießen. Mittlerweile waren die Mundwinkel einiger Patienten derart in den Keller gesunken, dass die Kellner aufpassen mussten, nicht darüber zu stolpern.

Ich hatte genug! Kurzerhand ging ich zum Rednerpult. Ich schnappte mir das Mikro und hielt eine Ansprache. Niemand hinderte mich. Die Ärzte und Schwestern dachten sich wahrscheinlich, dass es ohnehin nicht mehr schlimmer kommen konnte. Und die Patienten musterten mich interessiert, als sie merkten, dass einer der ihren auf dem Podium stand. Ich verzichtete auf eine förmliche Anrede. Förmlich waren wir heute schon genug gewesen. Ich fing einfach an:

„Et kütt wie et kütt un et hätt noch immer jot jejange, sagt man bei uns in Köln. Das ist ein wesentlicher Bestandteil unserer Lebensphilosophie. Wenn ich mich allerdings hier im Saal so umschaue, sehe ich fast nur heruntergezogene

Mundwinkel. Liebe Freunde, wir alle haben eine schwere Operation gut hinter uns gebracht, und der eine oder andere ist – genau wie ich – dem Tod noch gerade so von der Schippe gesprungen! Ist das nicht allein schon Grund genug, dankbar und optimistisch zu sein und die Zukunft positiv anzugehen? Und ihr sitzt hier mit heruntergezogenen Mundwinkeln.

Und meinen Freund dahinten aus dem Ruhrpott, der immer wieder beklagt, nun könne er seine Fahrradleidenschaft nicht mehr ausüben, frage ich: Woher willst du denn jetzt schon wissen, dass das nicht mehr geht? Und warum machst du dir jetzt schon 'nen Kopf? Und wenn es denn so käme: Gibt es nicht noch viele andere, ähnlich spannende Hobbys, die du mit der gleichen Energie und Leidenschaft angehen kannst, und die dich vielleicht sogar noch glücklicher, noch zufriedener machen können? Und übrigens deine Frau auch."

In diesem Augenblick lehnte diese ihren Kopf ganz sanft an seine Schulter und streichelte ihm aufmunternd und vertraut den Arm. Ich merkte, spätestens jetzt hatte ich sie erreicht, denn es wurde mucksmäuschenstill.

„Und noch eins", fuhr ich fort. „Wird nicht in diesem Hause alles, aber auch wirklich alles getan, um uns trocken zu kriegen und wird nicht auf allen Ebenen – auch psychologisch – versucht, uns unsere Ängste zu nehmen, wenn es um Fragen der Sexualität und einer möglichen Impotenz geht?

Ich muss es einfach mal sagen, ich bin von so viel Freundlichkeit und täglichem Engagement, die uns hier in der Klinik umgeben, richtig begeistert.

Wenn uns unser Wimpernschlagspezialist, Herr Lopez, mit seinen riesigen, doch höchst sensiblen Pranken in der Inkontinenzgruppe zum x-ten Mal geduldig erklärt, wie der Wimpernschlag richtig ausgeführt werden muss, und wie er das dann mit den Fingerkuppen seines Zeige- und

Mittelfingers direkt oberhalb des Penisansatzes immer wieder überprüft – was für eine Engelsgeduld bringt dieser Mann für uns auf! Und ihr sitzt hier immer noch mit heruntergezogenen Mundwinkeln!

Wir sind überall in diesem Haus mit Freude aufgenommen worden. In der Verwaltung, vom Direktor und seinen Mitarbeitern, die uns den Papierkram abgenommen haben. Von den Schwestern und Pflegern, die nicht nur einmal unsere voll gepinkelten Windeln wiegen, um den Erfolg unserer Übungen zu messen. Von den Reinigungsfrauen, die mit uns Kerls höchst sensibel umgehen, wenn sie unsere eingenässten Betttücher und unsere Windeln entsorgt haben – und das nicht nur einmal. Ist das nicht alles schon Grund genug für uns, diesen Einsatz mit Freundlichkeit und Wertschätzung zu erwidern? Und sage noch einer, der Chefkoch mit seinem Team bringt uns nicht immer Leckeres auf die Gabel oder den Löffel? Die Erbsensuppe hier war sogar noch besser als bei meiner Schwiegermutter, und das will was heißen!

Und wie flitzen unsere flotten Serviererinnen geschickt durch den Raum, damit wir pünktlich und schnell unser Essen auf dem Teller haben."

Ich merkte, wie sich die Gesichter im Saal deutlich aufhellten.

Und als ich mich dann noch „last but not least" besonders beim Ärzteteam um den Chef Professor Doktor Otto für deren Einsatz bedankte und mich setzte, fingen einige an zu klatschen und dann gab's kräftigen Applaus.

Später erfuhr ich von den Schwestern und Pflegern, dass beim Abschied der Truppe noch nie so viel Trinkgelder zusammengekommen sind. Ein kleiner Anstoß bewirkt eben manchmal kleine Wunder.

## Und danach?

Nach meiner Entlassung aus der Reha-Klinik tauchte ich wieder in meinen Alltag ein. Angst davor, dass der Krebs zurückkehren könnte, hatte ich nicht. Ich hatte festes Vertrauen darin, dass die Ärzte ihn vollständig entfernt hatten. Und falls doch die eine oder andere Krebszelle überlebt haben sollte, war ich mir sicher, dass mein Immunsystem, durch eine hundertprozentig positive Einstellung beflügelt, sie in Schach halten würde.

Aber zwei Jahre nach der Operation stellte der neue Chefarzt, Privatdozent Doktor Leißner, eine urologische chirurgische Kapazität gepaart mit einer großen menschlichen Qualität, dann doch einen auf 1,0 angestiegenen PSA-Wert fest. Er empfahl mir eine Strahlentherapie, um vagabundierende Krebszellen zu killen. Er erklärte mir die Therapie und deren Erfolgschancen sowie mögliche Nebenwirkungen ganz genau und verständlich. Ich überlegte nicht lange und nach wenigen Tagen begann die Behandlung. Vierunddreißig Mal, an jedem Tag in der Woche, bis auf Samstag und Sonntag, lag ich ziemlich lange unter einem roboterartigen Gerät und ließ mich beschießen. Bei mir traten keine der vorher geschilderten Nebenwirkungen auf. Und am Ende der Prozedur war der PSA-Wert da, wo er hingehörte: 0,0!

Bei meinen halbjährlichen Kontrollen stellte Doktor Leißner einen leichten Anstieg des PSA-Wertes fest und bei einer weiteren Kontrolle war er so rasant angestiegen, dass er mir eine Hormonentzugstherapie empfahl. Die Dreimonatsspritze wirkte wie eine Bremse für die Bildung von Krebszellen oder Metastasen.

Bis jetzt war die Therapie erfolgreich – der Wert pendelte sich bei 0,2 bis 0,4 ein.

Die unangenehmen Begleiterscheinungen wie Hitzewallungen (ähnlich der Wechseljahrbeschwerden bei

Frauen), leichte Brustvergrößerung und Brustempfindlichkeit steckte ich so gut weg wie die Bestrahlungen.

Ich denke, meine positive Einstellung war die halbe Miete und der Wille, dass alles gut werde, ebenfalls.

Vor einem Jahr konnte ich die Spritze absetzen, ohne das größere Veränderungen eintraten. Sollte der PSA-Wert wieder ansteigen, muss die Spritze wieder ran!

Ich sehe der Zukunft ohne Angst entgegen. Nicht, dass sie endgültig abgehakt und kein Thema mehr ist. Ich gehe regelmäßig alle drei Monate zur Nachsorge, um meine PSA-Werte kontrollieren zu lassen, und bisher verlief alles zufriedenstellend.

Wie kräftig ich auch lache – und das tue ich verdammt viel – kein Tröpfchen geht mehr verloren. Ein bisschen Potenz ist auch wieder da, wenn auch nicht so ungestüm wie in jungen Jahren. Als ich später meinen Leidensgenossen Wolfgang, den Marathonläufer, traf, erzählte ich ihm allerdings nichts davon. Das hätte ihn nur noch mehr unter Druck gesetzt, denn er leidet bis heute an Impotenz.

Jetzt bin ich dreiundsiebzig, gesund, optimistisch, neugierig und voller Lebensfreude. Ich genieße jede Sekunde, jeden Tag, jedes Jahr. Ich feiere den Tag meiner Operation am 18. November 2004 als neuen Geburtstag anstatt meinen richtigen am 20. November.

## Grey Love geht in die Luft

Der graue Reiher steht noch eine Weile da, als wenn er überlegen würde, ob er sich noch einen Nachschlag aus dem Wasser holen sollte. Dann jedoch ist sein Entschluss gefasst: Er spreizt die Flügel und fliegt mit ruhigen Schlägen davon. Nach einer Weile hat er genug Höhe erreicht, um den Flügelschlag noch weiter reduzieren und segeln zu können. Ein majestätischer Anblick. Ich genieße solche Anblicke mehr als früher, vor meiner Erkrankung. Ich möchte nicht so weit gehen, zu behaupten, dass mein Leben nach der unmittelbaren Todesbedrohung durch den Krebs und die ganzen Erfahrungen im Umgang mit der Erkrankung einen tieferen Sinn bekommen hätte. Doch es hat deutlich an Erlebnistiefe gewonnen und an Demut. Ich empfinde tiefe Dankbarkeit dafür, im Hier und Jetzt am Leben sein zu dürfen.

Als ich Grey Love in der Ferne davonschweben sehe, beschließe ich, meine Krankheitsgeschichte niederzuschreiben. Denn während meiner Behandlung habe ich gemerkt, wie problematisch das Verhältnis der meisten Männer zu ihrem Körper ist. Entweder bagatellisieren sie ihre Gesundheitsprobleme, oder aber, sie basteln ein fatalistisches Drama daraus. Ich möchte hingegen, dass sie ihre Einstellung zu Krankheiten und Bedrohungen wie dem Prostatakrebs besser ausbalancieren. Dass sie ihn einerseits ernst genug nehmen und regelmäßig zu Vorsorge und PSA-Test gehen. Dass sie einen positiven Befund aber andererseits auch nicht als Todesurteil hochdramatisieren, weder für ihr Liebesleben noch für ihr Leben als Ganzes.
Denken Sie daran, dass Ihre Frau in gleicher Weise betroffen ist und hören Sie mehr auf ihre frauliche Intuition.

Ich schreibe meine ersten Zeilen nieder und merke, wie ich schläfrig werde. Ich schließe meine Augen für einen kurzen

Schlummer. Wenn ich dann aufwache, werde ich nach hinten ins Haus gehen, meiner Frau und mir einen köstlich kühlen Prosecco holen, prickelnd wie das Leben.

**Epilog**

Ich möchte mich ganz herzlich bei Dr. Jörg Zittlau, Wissenschaftsjournalist aus Bremen, bedanken. Ihm ist es gelungen, für dieses Buch die medizinische und psychologische Basis so zu schaffen, dass auch komplizierte Sachverhalte leicht verständlich und anschaulich für den Leser rüber gebracht wurden.

Ein herzliches Dankeschön gilt auch Dominik Heyberg, Gründer und CEO von TackThat in London. Er hat die technischen Voraussetzungen für den Druck unseres Buches mit großer Präzision geschaffen und den digitalen Auftritt von „Tatütata – die Prostata" entwickelt und geleitet. Vor allem aber hat er mit seiner frischen und ungewöhnlichen Gestaltung des Buches unserer Intention das „i-Tüpfelchen" aufgesetzt.

Ganz besonders bedanke ich mich bei meiner Frau Dodo. Ihr ist es verdammt nochmal nicht leicht gefallen, ihre sehr persönlichen Empfindungen und Ängste so offen und ehrlich aufzuschreiben, um andere daran teilhaben zu lassen. Ohne ihr unerbittliches Drängen und Insistieren hätte ich den lebensrettenden PSA-Test nicht gemacht. Ihre Hartnäckigkeit hat mir das Leben gerettet.

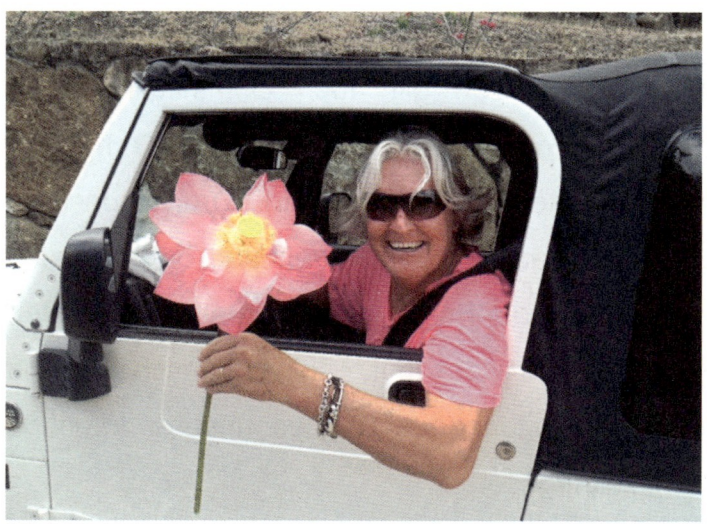

Danke Dodo!

## Zwei „verrückte" Lebensläufe und eine Leidenschaft

**Kagee Glehn**

Abgebrochenes Medizinstudium, Übersetzungs-Messejobs und Bauhilfsarbeiter unter Polier Hein aus Hamburg, um die Studentenkasse aufzubessern. Nach dem Jurastudium Anwalt ohne Leidenschaft – Manager (2x gefeuert!) in zwei Pharmafirmen für Naturprodukte – Gründung einer Beratungsagentur für Marketing, Werbung und Kommunikation für biologische Pharmafirmen.

**Dodo Glehn**

Examinierte Kindergärtnerin und Hortnerin, die als Kinderschwester in einem Haushalt mit 5 Kindern in der französischen Schweiz arbeitete, als Hilfsschwester auf einer chirurgischen Station Kranken pflegte, in einem Hotel am Tegernsee Bierzapfen lernte, als Messe-Hostess in Köln,

Düsseldorf und München Englisch und Französisch übersetze und dort ihren Mann kennenlernte.

Geschäftsführerin einer hübschen kleinen Boutique wurde – als Assistentin bei einem Frauenarzt tiefe Einblicke in die Frauenpsyche erfuhr – sich als Vorführdame ein paar Jahre in der Modebranche bewegte – dann endlich, um der Reisepassion gerecht zu werden, eine Agentur für individuelle Reisen gründete – und dann schlussendlich (learning by doing) Fotografin wurde.

UNSERE GEMEINSAME LEIDENSCHAFT:

Fremde Länder, ungewöhnliche Menschen erleben und spüren, Neugierde auf andere Kulturen - Offenheit für Abenteuer.

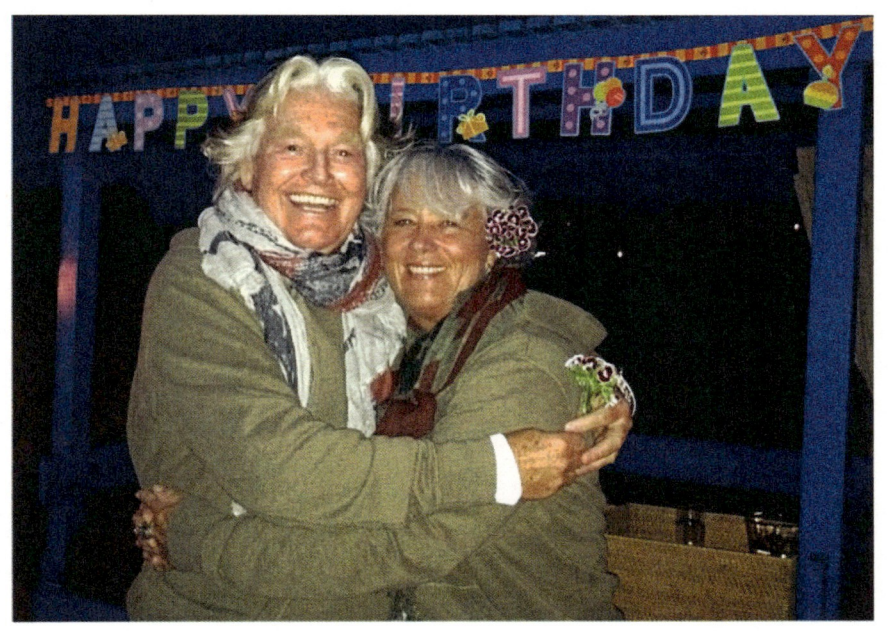

Der 8. Geburtstag meines Mannes am 18.11.2012

# Anhang

## *Übungen für den Beckenboden*

Für die Ausführung der Übungen gilt: Nicht den Atem während der Aufnahme von Muskelspannung anhalten, sondern den Atem gelöst und ungehindert weiterfließen lassen. Um den Atemstrom besser kontrollieren zu können, empfiehlt sich, durch den Mund auf ein weiches „Sch" auszuatmen. Eingeatmet wird durch die Nase. Spannen Sie die jeweilige Muskelgruppe langsam steigend bis zur annähernd maximalen Stärke an.

Den Spannungshöhepunkt fünf bis zehn Sekunden halten, dann langsam lösen. Anschließend bekommt die Muskulatur eine zehn bis fünfzehnsekündige Pause.

Wiederholen Sie eine Übung mindestens vier Mal, einige Übungen können aber auch öfter wiederholt werden.
Nicht die Quantität, sondern die Qualität der Übungen zählt!

Achten Sie auf eine saubere Ausführung der Übungen. Nicht einfach nur das Trainingsprogramm „durchhecheln".

Beenden Sie Ihr Training nie mit einer kompletten Entspannung der Muskeln. Nehmen Sie wieder etwas Grundspannung auf, bevor Sie in den Alltag zurückkehren.

### Fünf einfache Beckenbodenübungen und ein paar Tipps für den Alltag

*Übung 1: Der Ballon im Bauch*

Legen Sie sich bequem auf den Rücken. Stellen Sie die Beine leicht gegrätscht an, damit sich Ihre Bauchdecke völlig entspannen kann. Legen Sie beide Hände locker auf den Bauch und atmen Sie gleichmäßig ein und aus. Spüren Sie nach, wie sich bei der Einatmung die Bauchdecke leicht hebt und bei der Ausatmung senkt.

Stellen Sie sich vor, dass Ihr Bauchraum mit einem

Luftballon ausgekleidet ist. Sie füllen bei der Einatmung den Luftballon mit Luft. Er weitet sich in alle Richtungen aus. Mit der Folge, dass sich der Bauch hebt und in alle Richtungen ausweitet (wenn Sie dies beachten, wird sich der Beckenboden dabei nach unten in Richtung der Beine bewegen).

Stellen Sie sich nun vor, dass bei der Ausatmung (am besten mit einem langsamen „Sch" durch den Mund) die Luft aus dem Luftballon entweicht. Die Bauchdecke zieht sich ein, die Seiten werden schmal und der Beckenboden zieht sich wieder in den Bauchraum zurück. Verstärken Sie die Ausatmung nun, indem Sie die Luft stoßweise auf den Laut „P" ausatmen. Das führt zu einer reflektorischen Anspannung der Beckenbodenmuskulatur.

Wiederholen Sie die Übung fünf bis zehn Mal.

*Übung 2: Schulterbrücke*

Ausgangslage: Sie liegen auf dem Rücken, die Beine sind

gebeugt, die Füße hüftbreit aufgestellt. Die Arme liegen neben dem Körper, Handflächen zeigen nach unten. Drücken Sie jetzt Ihren Po nach oben, bis Oberschenkel und Bauch eine Linie bilden (nicht höher gehen!). Das Gewicht ruht auf den Schulterblättern. Beim Hochdrücken müssen Sie die Pobacken fest zusammenpressen, so als ob Sie einen Keks zerdrücken wollen.

Lösen Sie die Spannung und senken Sie den Po langsam ab. Entspannen. Dann wieder Gesäß nach oben drücken.
Fünf bis zehn Wiederholungen.

*Übung 3: Der gekrümmte Mann*
Setzen Sie sich aufrecht auf die Mitte eines stabilen Hockers. Die Füße stehen hüftbreit geöffnet auf dem Boden. Heben Sie ein Bein in Richtung Brust an. Umfassen Sie mit beiden Händen den Schienbeinansatz direkt unter dem Knie. Neigen Sie den gestreckten Oberkörper nach hinten

und lösen Sie dann langsam die Hände vom Knie, ohne die Bein- und Oberkörperstellung zu verändern. Heben Sie die Arme leicht gebeugt hoch in die Luft und bilden Sie mit den Armen ein Oval um den Kopf.

Halten Sie diese Körperposition einige Augenblicke und atmen Sie dabei ruhig weiter. Danach umfassen Sie das Knie wieder mit beiden Händen und stellen das Bein zurück auf den Boden. Üben Sie anschließend mit dem anderen Bein. Pro Seite vier bis fünf Wiederholungen.

*Übung 4: Der gebeugte Mann*

Setzen Sie sich auf einen Hocker ohne Unterlage und machen Sie den Rücken rund. Die Füße stehen hüftbreit auf dem Boden. Ziehen Sie jetzt beim Ausatmen die Aftermuskulatur nach innen, so als wollten Sie mit dem After einen Wattebausch aufsaugen. Halten Sie die Spannung etwa fünf bis zehn Sekunden (später auch länger). Atmen Sie entspannt weiter, während Sie zählen. Dann lockern Sie die Muskeln wieder. Zählen Sie wieder bis zehn und spannen Sie dann erneut an. Sie sollten etwa zehn Wiederholungen machen und die Übung am besten täglich durchführen. Achten Sie darauf, dass Bauch und Po nicht angespannt sind.

*Übung 5: „Gen Mekka"*
Knien Sie sich auf den Boden. Die Arme sind auf den Ellenbogen aufgestützt, der Kopf liegt auf den übereinandergelegten Händen. Strecken Sie das Gesäß in die Höhe, der Bauch „hängt" durch. In dieser Stellung ist die Muskulatur entspannt. Heben Sie jetzt die Unterarme mit dem darauf liegenden Kopf an. Spüren Sie, wie sich dabei die Beckenbodenmuskulatur anspannt. Kurz halten und dann wieder absenken.
Zehn bis fünfzehn Wiederholungen.

*Alltagstipps für einen gesunden Beckenboden*

Achten Sie beim Aufstehen aus dem Bett darauf, über die Seite aufzustehen.

Spannen Sie beim Husten oder Niesen immer Ihren Beckenboden an!

Heben Sie keine schweren Gegenstände. Wenn Sie etwas heben müssen, achten Sie auf einen geraden Rücken und spannen Sie Ihre Beckenboden- und Bauchmuskulatur an. Atmen Sie während des Hebens immer durch die leicht aufeinandergelegten Lippen aus. Lassen Sie Ihren Atem dabei „fließen". Vermeiden Sie es zu pressen.

Vermeiden Sie langes Stehen. Arbeiten Sie lieber im Sitzen oder unterbrechen Sie das Stehen durch ein kurzes Gehen.

Entlasten Sie Ihren Beckenboden, indem Sie sich tagsüber zwischendurch kurz auf den Rücken legen und Ihr Becken und Ihre Beine etwas hochlagern.